「食事」
を知っているだけで人生を大きく守れる

營養素食療法

THE MEAL WHICH CHANGES YOUR LIFE

疲勞｜水腫｜便祕｜掉髮｜胃酸過多,
吃對營養淨化體循環,消除各種日常小症頭

細川 桃——著　葉廷昭——譯

目錄

第二章
護胃．強骨．增肌的飲食關鍵

第三章
日常惱人的小毛病，吃對了就能改善

第四章 避免營養流失的每日飲食法則

特別收錄

十六道對症營養補充餐

前言

吃對營養，即可擁有幸福人生

大家好，我是細川桃。我帶領「Luvtelli Tokyo&NewYork」團隊，聯合三菱地所有限公司，一起設立「丸之內保健室」專門輔導女性的飲食和健康習慣。「丸之內保健室」旨在提供客戶合宜的生活和飲食指導，並協助測量客戶的體重、骨骼密度、貧血狀態，詳細調查其生活和飲食習慣；至今約有兩千位女性參加。換言之，我手中有現代女性最新的身體狀況、生活和飲食習慣等真實數據。

過去，沒有任何團體專門研究健康年輕的女性，並且聆聽她們的煩惱。畢竟這一類的研究資料多半是以病人為主。在我調查現代女性身體和營養的過程之中，有幾項很深刻的體認：那就是「適合女性身體的相關知識」實在太稀少了。

一般的健康檢查，主要是以男性為對象去設計，所以針對女性必要的「儲鐵蛋白質（鐵蛋白）」或「甲狀腺荷爾蒙」等項目並沒有列入其中。另外，市面上流傳的知識也不適合女性的身體，例如「只吃蔬菜」或「計算卡路里」的錯誤飲食法；而這些錯誤資訊竟然還在雜誌或電視上廣為流傳。

不僅如此，現代女性生活繁忙，「不吃早餐」或「只吃晚餐」的壞習慣，又讓問題變本加厲。吃飯的次數不夠，錯誤的資訊又持續影響飲食生活……，結果自然不言可喻。最糟糕的是，明明身體缺乏營養，卻還相信「運動身體就會變好」，有些人就這樣傻傻地運動，對身體帶來不小的傷害。

相信大家都知道，我們的身體是由吃下肚的東西所組成。不過，市面上盡是錯誤的飲食資訊，沒有人教我們什麼樣的食物，對身體真正有益。根據我們之前的調查結果，現代人（尤其是女性）的各種身體毛病，舉凡：疲勞、肩痠、畏寒、水腫、肌膚問題、頭痛、便祕、精神不安定等，幾乎都是「缺乏營養的飲食」所造成的。換言之，現代人大多數的身體不適，都是「營養不良」的結果。

也正因如此，只要「瞭解適合現代人的飲食知識」就能確實改變身體狀況。飲食是每天要做的事，和身體健康有直接的關聯。這話可一點也不誇張，一旦瞭解這些知識後，人生真的會徹底改變！

也許有讀者心想，吃飯的時候誰會一一計較營養問題啊！的確，因此我在這本書中介紹的，都是平易近人又方便實踐的方法。

飲食是一種習慣，改變習慣並不是一件容易的事情，各位也不用急著全部照辦。讀過這本書以後，各位可能會覺得忌口或按照指示很麻煩，但這種麻煩的心情，就是飲食習慣已經慢慢改變的最佳鐵證。總之，先找出一些容易實踐或自己喜歡的方法，保證健康和體態會大有進展，飲食也會變得愉快無比。

營養不良，是一切病痛的來源

憑藉飲食控制健康或身材，各位也許認為「意志力或努力」是必要的對吧！

畢竟「限制卡路里」是現代飲食主流，大家會這樣想也無可厚非。可是，瞭解真正的營養知識、吃飯時謹記「身體是靠吃下肚的東西構成」，這對我們非常有益。正確的飲食習慣，能幫助我們消除「對飲食習慣和健康缺乏自信」的不安。我知道各位讀者十分忙碌，每天都要應付各種挑戰，但是，有了健康和體力，就可以做更多的事情；日常生活的表現，正是靠各種營養素支撐的。

此外，對飲食或食物產生興趣，吃飯就會變成很愉快的事，例如，當你想一夜好眠，就會去喝豆漿；當你想強化骨骼，就會在晚餐後喝優格。吃好吃的東西又能掌握健康，不學這些知識實在太可惜了。

另外，吃下肚的東西都會排出體外，不可能維持太長時間。因此，我們要知道什麼東西對身體有益，這樣才能在無形中挑選對身體有益的東西。

我曾經擔任選美訓練營的講師六年有餘，身為「Luvtelli Tokyo&NewYork」的主辦者，我輔導過許多女性，並持續研究健康和美學知識。多虧這些經歷，我有自信能提供各位最新、最實際的健康飲食知識。

依照我們調查，每五位職業婦女中就有一位停經；這個數字非常驚人。事實上，提早停經和生理痛等問題，也和營養不良脫不了關係。另外，現今每六對伴侶中就有一對不孕，我們也發現營養不良是不孕的原因之一。充滿「營養」的身體才是容易受孕的身體，哪怕各位還沒有懷孕的打算，只要希望日後有機會生產，先把身體調養好總是有利無害。

除此之外，那些追求頂級美貌的女性，擁有滋潤的肌膚、頭髮、苗條緊致的完美身材，也全是營養素的功勞。簡而言之，能否充滿活力度過每一天，也端看你的營養狀態如何。

儘管前面說這是「女性專用」的知識，但基本觀念也適用在男性身上。

總之，「飲食知識」的有無，關係到每個人的未來。希望各位閱覽本書後，每天都能過得健康美麗，發揮出最好的表現，迎向平安幸福的人生。

細川桃

第一章

營養為健康之本

你，健康嗎？

各位，覺得自己目前的身體狀態如何？

「年紀越大，沒辦法像以前那樣硬撐，稍微累一點就受不了了。」

「頂多是有肩膀痠痛、生理痛之類的問題啦，沒有什麼很嚴重的疾病。」

我想，各位的回答多半是這樣吧？

我在「丸之內保健室」聽到的多數回答，也是如此。大家或多或少有些小毛病，但還不到要去醫院看病的地步。的確，或許去了醫院也不見得能獲得具體的解決方法。

因此，這些回答背後，多充斥著「年紀越大、身體越差」，卻又不知道該如何是好的不安。然而，我認為會有這種不安的心情，是好事。

依照我們的調查，經常困擾女性的問題，依序如下：

1. 肩膀痠痛
2. 畏寒
3. 水腫
4. 難以消除的疲勞感
5. 肌膚問題
6. 腰痛
7. 精神不安
8. 便祕
9. 頭痛
10. 容易感冒
11. 失眠

當中，可能也有與各位相符的幾項問題吧？

此外，我在調查受訪者時，也會問她們是否覺得自己健康。她們的回答統計如下：

1. 很健康：六十六%
2. 健康：十七%
3. 不太健康：十五%
4. 不健康：二%

由此可見，很多人病痛纏身、營養不良，卻以為自己很健康。根據我們的調查顯示，這些人體格過瘦的比例遠高於肥胖，偏偏那種人還自以為「健康」。

換言之，她們平常略感不適，加上體格過於瘦弱，睡眠和運動量都不足夠；只是沒有罹患重大的疾病，公司提供的健康檢查也說她們沒有問題。即便有一點小小的異狀，也還在觀察當中，所以她們才會以為自己還「算健康」。

不過，這些人真的敢抬頭挺胸地說，自己非常健康嗎？

最近大家應該都聽過「健全」」（Wellness）這個字眼吧？除了泛指「身體沒有異狀」外，更進一步指出「身心都健康」（Optimal Health）的狀態，而比這種狀態還要健康，則稱為「理想健全」。

疾病有階段之分，健康也一樣。那些「沒生病又稱不上健康的人」實屬於最底層的健康狀態。

希望現在正在閱讀本書的各位，能趁著這個難得機會，請務必讓自己晉升到「身心都健康」的最高層級吧！事實上，想要成為「身心都健康」的人一點都不難，只要徹底「瞭解飲食、認識營養素」就能辦得到。

能承受「生產」和「更年期」的女性不多

長期身體不適，真能算是「健康」嗎？

誠如前言所述，身體不適乃「慢性營養不良」所致。也就是說，長期身體不適、衰弱的標準，並非「平常健康，偶爾臥病」而已。

例如，三十五歲以上經歷過高齡生產的女性，其腰部骨折的機率會增加。因為懷孕、生產、哺乳的過程，皆會造成鈣質不斷流失，而過於「瘦弱」或營養不良者的身體本來骨骼密度就不高，失去鈣質後就會更加嚴重了。

有些人可能認為自己還沒打算生，或者自己並不是高齡產婦，也沒有生育的經驗，應該沒有關係或沒有影響。

不過，每一位女性都會經歷更年期。一到了更年期，骨骼的傷害會以顯而易見的方式呈現：有人稍微跌倒一下就受傷骨折，也有人牙齒脫落。此外，缺乏必要營養素也是女性不孕的原因之一。尤其下列幾種人，對於「生產」和「更年期」的壓力抵抗更是低：

- 不吃早餐的人
- 常吃甜點的人
- 長時間工作的人（整天坐辦公室很少活動）
- 睡眠時間少的人
- 常喝酒的人

符合上述幾點的人，多半無法承受生產和更年期的壓力。

要對抗這些危險，「營養素」是不可或缺的。

時下有一種「低碳水化合物」的減肥法，還有女性嘗試絕食或只喝果汁，藉此想達到美容和健康的功效。前不久，甚至有只吃蘋果或不吃早餐的減肥法。大多數人都有嘗試過吧！沒試過的人應該也略有耳聞才對。

事實上，這些都是對男性才適用的方法，男性用來很有效果，女性若缺乏正確的知識，以此進行減肥反而傷身。

或許有人會很好奇，既然是適合男性的方法，怎麼會刊在女性雜誌上呢？我指的不是這麼一回事，而是說，那些方法幾乎是以男性身體為基準來考量的。

營養知識，是健康與美麗的守門員

女性和男性最大的不同，在於女性有生理期。每個月女性會流失大量的血液和營養；也就是說，女性是較容易「流失」的體質。

反之，男性是比較容易「累積」的體質；男女雙方的身體構造不同，當成是兩種不同的生物也不為過。

撇開生理期不說，兩者的「肌肉量」也不一樣。

男性和女性的肌肉量差異甚大，以二十五歲到三十四歲的平均數值來看，差距將近一・四倍之多。男性的肌肉易增難減，女性卻是易減難增。不僅如此，女性代謝咖啡因和酒精的速度也比男性慢。

現今流行的健康法或減肥法，簡單來說，大體就是減少卡路里攝取量。男性想變得健康、苗條、結實，用這些方法確實有效。然而，女性用這些方法不僅無效，而且多半很傷身。

剛才我說過，這些方法是以男性為基準考量的。沒錯，因為想出這些方法的正是男性。雖然有的絕食法是女性撰寫的沒錯，但這類知識主要還是出自男性。

根據白老鼠實驗的結果，研究人員發現限制老鼠攝取的卡路里，牠們就會活得比較久；這也是「限制卡路里＝抗老化」的觀念由來。

不過，這僅限於無菌的實驗環境下，那些老鼠的抵抗力虛弱，一旦生病就必死無疑。這也是理所當然的事情：缺乏營養必定體形消瘦，得在無菌狀態下才活得久。無奈，這就是「健康法門」和「減肥方法」的由來。

上述我所舉的這些方法，屬於「削減式」的法門。減少卡路里和醣類的攝取量，迫使身體削減多餘的養分。**然而，女性的身體沒有這麼單純，女性的體溫和血壓都與男性不同；基本上，人體要有多種營養素複合運作才會健康，而減少卡路里的方法，對女性的身體構造來說太簡陋了**。

就以前面提到的肌肉量來進一步說明。女性年過三十後，上臂和大腿的肌肉會自動流失。如果跟男性一樣使用「削減式」的減肥法，到時候身體缺乏維持肌肉的營養素，就會形成一種惡性循環了。

再者，男女雙方的「儲鐵蛋白質」也大相逕庭。所謂的儲鐵蛋白質跟血液中的血紅素不同，它是儲存在肝臟中的鐵質，又稱為「鐵蛋白」。當血液中缺乏血紅素，就會動用肝臟中的儲鐵蛋白質。

男性的儲鐵蛋白質平均在一百三十九，女性平均則只有二十二・五；為什麼這麼懸殊呢？這是因為女性每個月生理期大量且快速流失鐵質所導致的。為此，若不妥善攝取營養素，對女性的美貌和性命都是一大威脅（註：儲鐵蛋白質的單位是ng／ml）。

除了肌肉量、儲鐵蛋白質之外，還有其他例證可以進一步證實男女生理構造的不同。但無論如何，請大家記得，女性的身體比男性更容易流失營養素。尤其年紀越大吸收力越不好，變成「吸收難、流失易」的體質。所以，女性年紀越大，越該瞭解吸收營養素的重要性。冒然不攝取或減少攝取卡路里，對美容和健康反倒有害無益。

話雖如此，根據某項調查結果顯示，女性對午餐的第一要求是「卡路里在五百大卡以下」。由此可見，現在這種對女性而言有害的「削減式」減肥法，有多麼深植人心了。

其中，特別是職業婦女不僅缺乏卡路里和蛋白質，就連鐵質和鈣質等微量營養素也不足。然而，營養素含量少的油膩食品和酒精，卻是她們的最愛。

這些女性的平均食量，跟七十多歲的老人或小學高年級生差不多：非常少。因此，她們一開始就處於營養失調的狀態了；營養失調再加上「削減式」的減肥法，營養不良的問題當然也就越來越嚴重了。

「要健康，就要運動」的觀念很危險

本書基本上不推薦運動的減肥法。

原因稍後表述，我至多只認同多爬樓梯、每天站立幾小時、每天步行八千五百步等。為什麼呢？因為請慢性營養不良的人運動，非常危險。

「適合運動的狀態」是指營養充分又健康的身體；反之，營養不良的人光是運動也無法增加肌肉，甚至會對身體造成傷害。

因為「運動＝消耗營養」。

進行馬拉松或慢跑等容易流汗的有氧運動，會增加體內的活性氧含量。活性氧是一種氧化性質很強的物質，容易使體內細胞老化。而能夠抵抗氧化作用的，稱為抗氧化物質。

抗氧化物質又叫「抗老化物質」，這種物質從食物的味道或顏色，就能看出一點端倪。例如番茄（蘋果）的紅、鮭魚的粉紅、綠茶的鮮綠、大蒜的味道等。吃下色彩鮮艷的食物有防止老化的作用，但瘦弱的人缺乏足夠的抗氧化物質；因此，讓這種人從事劇烈運動，對身體沒有好處。

其他還有許多不能運動的證據，如在缺乏足夠卡路里和蛋白質的情況下運動，人體會分解肌肉來生成能量，如此，反而會造成肌肉量下降。

由此可見，「運動＝健康」的觀念很危險。我經常聽到很多人難得運動一次，就把身體搞壞的事情。

話雖如此，也不是倡導大家不用運動，而是開始運動前，應該先調整飲食：攝取充分的卡路里和營養後，待身體有了足夠的肌肉和脂肪，再運動，才會有良好的效果。只要各位遵照本書的指示，即可達到這個目的。

唯有「吃東西」，身體才會健康美麗

女性的身體最講求的其實是「累積」。

聽到累積這個字眼，各位可能覺得有點可怕，對吧？不過，肌肉、鐵質這些必要的營養素，要盡量攝取累積下來才行，否則就會馬上被消耗掉。

有做到這一點的人，絕對不會是不健康的瘦弱身材。這種人精力充沛，有足夠的體力從事自己喜歡的事情，而且外觀看起來很苗條，肌膚和秀髮也很漂亮。

也就是說，想成為真正的美女，在雕塑身材的過程中還要考量到「營養素」層面。因此，「吃東西」這件事情，其實非常重要。

光是「限制卡路里攝取」這任何人都辦得到；很遺憾的是，保持身體健康的方法沒有這麼簡單。**「累積」容易流失的營養素，才有辦法塑造出美麗健康的胴體。**

如此一來，在關鍵時刻稍微硬撐一下，也不會馬上不支病倒，因為只要營養充足，這種虛弱的身體保證一輩子和你無緣。

接下來，我要接導各位如何攝取女性所需的營養素。請記住，重點不是「限制」而是「累積」，這是大前提。對於信奉「減少卡路里攝取」的人來說，嘗試這個方法需要勇氣，但改變觀念才是最重要的。飲食是一件愉快的事情，唯有飲食才能讓身體健康、美麗。

營養素非常容易流失，必須每日補充

前面也提過「累積」的重要性了，但有一個壞消息要先告訴大家。

那就是「營養素是會流失的」。

舉例來說，男性是「累積易、流失難」的體質，肌肉和鐵質都很容易累積。哪怕他們一天只吃一餐，或是只吃泡麵，絕大多數的人營養素都不會迅速流失。相對的，女性在身體構造上，除了每個月的生理期，肌肉分布也不盡相同，因此會造成「營養容易流失」的體質。

我們在「丸之內保健室」的諮詢過程中，會尋問來訪者是否有食用蛋白質，很多人卻回答她們上禮拜有吃烤肉。可惜的是，那麼久以前攝取的蛋白質，早就消失得無影無蹤了。甚至還有人說，她們假日吃了一堆蔬菜，把一周所需的分量都補回來了。同樣的，那些營養也無法留下來，搞不好幾小時就流失掉了。

換言之，「營養素」無法長久留存在體內且非常容易流失，所以必須定期適量補充。當然，也有一些營養素是例外。

好比鈣質和鐵質就會留存下來。不過，所謂的留存也不是以完整的形式留存。鈣質會以骨礦物的形式，被骨骼吸收後留下來；鐵質則是變成血紅素或儲鐵蛋白質。

然而，人體也只會吸收必要的分量，不會無限吸收。而在體內缺乏營養素的「非常」情況下，就會破壞骨質來提取營養。所以沒有食用那些營養素，短期內也不會馬上失去，但骨骼會變得脆弱疏鬆。

總之，**營養素無法永遠留存體內，因此若沒有頻繁攝取蛋白質、維生素、食物纖維、抗氧化物質等營養素，馬上就會匱乏**。

請記住，營養素會立刻流失，為此，人體所需的必要營養素要每天攝取才行。每天的積極攝取各種營養，將會成為各位健康的基礎。

惱人的小症頭，用飲食就能改善

頭痛和生理痛都屬於輕微不適的小毛病，但這些小毛病可能會影響集中力，使得身體無法自由行動。小毛病不處理，久了就會變成嚴重的疾病；其實，想要解決這些小毛病，只要調整日常飲食即可。

說到日常飲食，也許有人擔心是否要自己煮飯，對吧？也不一定，在學習煮飯的技巧之前，不妨先詳閱本書學習「營養素知識」，更為重要。我認為，與其學會煮飯，瞭解自己缺乏哪些營養素，並且每日提高意識補足營養所需的人，比那些缺乏知識而偏食的人要來得健康。

也就是說，**瞭解正確的營養知識，亦可加減彌補「沒時間運動」或「睡眠時間過短」等問題所導致的風險。**

詳情容後詳述。無論如何，正確吸收營養能在有限的時間中提高睡眠品質，減少肌肉量下降，預防身體老化，保持不易疲勞的體質。

有人可能覺得，每天生活忙得要死，根本沒有時間煮飯、運動、睡覺，生活中都是一堆無可奈何的事。然而，越是這樣的人越是必須利用營養素來彌補上述問題，因為一日三次的「飲食選擇能力」，對身體的影響比運動和睡眠更大。

我認為健康身體的基礎，就在於「飲食」。這就如同一顆石子，投入水池會產生波紋一樣，飲食的好壞，也會為身體帶來舉足輕重的影響。

四十歲是健康的分水嶺

你，四十歲了嗎？四十歲以後，消化吸收能力會開始下降。消化器官的狀態，容易每天都處在不安定的狀態。

為此，年過四十歲，請優先保養「胃部」和「腸道環境」的健康。

話雖如此，胃部健康與否因人而異，有些還沒有四十歲就發現自己胃腸不好的人，請參考本書的胃部鍛鍊法；相對的，四十歲還有胃口享用肉類的人，就表示消化器官算是相當健康了。**也就是說，四十歲過後的人，「有沒有胃口」比「吃什麼」更重要。**

此外，四十歲過後另一個也必須注意的是「骨骼」。人體的骨質只會增加到二十歲左右，過了二十歲就會開始不停下滑。尤其四十歲以後，鈣質和其他營養素的吸收率也會衰退。可是反過來說，有效率地勤加攝取鈣質，增加骨骼的強度就不用擔心了。為此，請各位趁著骨質疏鬆的症狀尚未發生之前，瞭解強健骨骼的妙方。詳細的辦法，請參照五十一頁以後的內容。

最後，要注意的是肌肉量，肌肉量過了三十歲就會開始減少，而三十五歲後衰退的速度會更加驚人。關於肌肉的知識，我們將從六十頁開始詳述。

對症營養補充餐1

蛋白質、鐵質、維生素B！一碗就有完整的營養

元氣海苔鰹魚飯

材料（兩人份）

胚芽米	3 碗
蛋黃（市售溫泉蛋亦可）	2 顆
泡菜	30 克
海苔	1/2 片
鰹魚（生魚片）	100 克
芽菜	1/4 包

作法

1. 芽菜去根洗淨，瀝乾水分。
2. 海苔撕碎，灑在米飯上，再依序放上鰹魚的生魚片和泡菜，中央加一顆蛋黃（或溫泉蛋），最後灑上芽菜，即可享用。

第二章

護胃・強骨・增肌的飲食關鍵

強健的胃部，源自攝取充足的蛋白質

想要保持最佳健康、容貌、體能的基礎，就在於「胃部」、「骨骼」和「肌肉」的狀態。因此，本章將要詳細介紹如何強化這三大部位的營養素攝取方法。

首先，從最重要的「胃部」說起。

胃部是左右你能吸收多少營養素的重要器官，胃部不健康的人，營養吸收的成效自然不佳，尤其鐵質和維生素的吸收率，更容易受到胃部狀態的影響。而強化胃部的材料，正是「蛋白質」。

蛋白質是胺基酸的聚合體，在胃腸內會被分解成胺基酸，之後才會被人體當成營養素吸收。

不只胃部需要胺基酸，舉凡肌肉、頭髮、指甲、血液、膠原蛋白、免疫系統、各種荷爾蒙的材料也是胺基酸；由此可見，胺基酸是組成人體的重要材料。

為此，這裡我要推薦號稱「胺基酸指數一百」的食品。

胺基酸是很麻煩的東西，這個東西就跟棒球隊一樣，要全員到齊才能發揮十足的功效，稍有分量不足，就沒辦法發動了。光是欠缺其中一種，就無用武之地；而這種「全員到齊的狀態」就稱為胺基酸指數一百，舉凡肉類、魚類、大豆、雞蛋、乳製品皆屬此類。換言之，**我們熟知的「蛋白質」代表性食品，胺基酸指數皆為滿分**。

每天三餐都食用胺基酸指數一百分的食物，就可以保持胃部健康了。此外，知道自己胃部不好的人，也許常有早餐吃不下的情況。而問題是，這樣胃部會越來越虛弱。因此，若是胃部不好的人，即便真的吃不下，喝點少量的優格也好，說不定能改善飲食狀況。請不要害怕，好好攝取「蛋白質」，強化你的胃吧！

用飲食鍛鍊胃部，效果最好

有沒有食欲，是斷定健康與否的關鍵基準。胃部是健康的根源，而胃部是否健康，重點在於胃酸的多寡。

隨著年齡增長，胃酸的分泌量會越來越少。前面也提過，從四十歲開始，一切生理機能會驟減，當你發現自己最近吃不下烤肉，或不喜歡吃油膩的東西時，就是胃酸開始減少的證據了。

除此之外，判斷胃部是否健康有另一個很簡單的辦法，那就是看你能否美味地享用早餐。如果你每天一大早就胃口奇佳，那就可以安心了。

反之，若你近來感覺肉類太油膩，只想吃魚類和蔬菜的人，就必須多留意，表示你得胃酸分泌量減少，胃部消化機能可能開始衰退了。換句話說，有辦法健康地分解肉類，才算是健康的鐵胃。

此外，胃部虛弱時要特別留意一點，就是「不要只吃對腸胃溫和的東西」。這種生活長期持續下去，會造成「胃部虛弱↓只吃溫和食物↓胃部衰退後更加脆弱↓只吃溫和的食物」的惡性循環，如此一來，胃部會越來越虛弱。基本上，**胃部不會突然變虛弱，荒廢胃部機能的飲食習慣才是導致衰弱的原因**。

最近「絕食法」甚為流行，然而，不吃東西會導致胃部失去活力。要保持胃部肌肉強度，偶爾嘗試去吃烤肉或牛排，鍛鍊自己的胃部強度，是我十分推薦的胃部鍛鍊法。

我們調查一百歲的健康人瑞和不健康的老人，兩者最大的不同，就在於他們食用的「肉類分量」。那些活超過一百歲的人瑞，比不健康的老人食用更多的動物性蛋白質；其中，有些老當益壯的老人還很常吃牛排。由此可見，有一副老來也能消化肉類的鐵胃，就能活得健康長壽。

談一個題外話，飯前喝一杯檸檬水，也有助提升胃腸消化功能。肉類和魚類料理，常會搭配檸檬等柑橘類食材，它們都有幫助消化的作用；果汁直接淋在肉類或魚類上面，或是擠到水裡飲用都不錯。再者，酸味能預防飽脹感，因此飯前吃奇異果或鳳梨等酸性水果也很有效。

除了食用肉類鍛鍊胃部，**高麗菜絲則是我推薦最好的胃腸藥**。

日本有一種知名的胃藥，就是從高麗菜中提煉，成分是高麗菜裡的維生素，其具有修復胃部黏膜和治療胃潰瘍的營養素。因此，我建議胃部虛弱的人，多食用高麗菜。食用重點是「生吃」，因為加熱後容易破壞高麗菜的營養。若你是近來壓力大吃不下的人，或自覺胃部變差的人，請在問題惡化之前多吃一點高麗菜，保護胃部健康吧！

「空腹感」是保護胃部健康的關鍵

「腹部感覺空空的」是健康的證據，反之「腹部一直有飽脹感」的人，正處於危險的狀態，這代表你的身體開始變虛弱了。

要清空腹部，首先得活動身體。一般而言，女性的活動量，主要分為以下三種等級：

1. 活動量低：在辦公室坐一整天。
2. 活動量中：站著工作、業務員、家庭主婦。
3. 活動量高：有運動習慣的人（例如：瑜伽、體適能運動、馬拉松等動態運動）。

其中最該注意的，是「活動等級一」的人。等級二跟三的人沒有問題，而等級一的人每日卡路里消耗量太少了，這種人一整天下來，腹部也難以消化清空。如此，會造成「不活動↓能量幾乎沒有消耗↓腹部飽脹↓吃不下飯↓沒有使用胃部導致胃腸虛弱↓胃部虛弱吃不下飯↓失去活動的能量」的惡性循環；這樣的女性，多半一吃東西就會感到疲勞。

此外，**她們亦經常有「隱性肥胖」的問題，即外表看起來很瘦，體脂肪卻非常高**。「外表瘦，體脂肪高」的多半是坐辦公室的人，而脂肪量高，代表將來患病的風險也高。

想改善這個問題，請提升活動等級吧！不需要刻意做高強度的運動，只要每天稍微提高一些活動量就行了，例如：步行和爬樓梯等，就足夠了，如此一來，就會形成「有活動↓能量獲得消耗↓肚子空空↓充分攝取三餐↓胃部變強健」的良性循環。

胃部容易受到「壓力」影響

近來，發現自己胃腸不好的女性，有明顯增加的趨勢；尤其，胃食道逆流的患者有增無減。為什麼女性的胃部會如此脆弱呢？

雖然胃腸狀態的好壞，跟與生俱來的基因和遺傳佔了絕大部分的原因。話雖如此，後天的「壓力」卻是影響腸胃好壞的關鍵。換言之，只要我們能「控制壓力」，就能控制腸胃健康。

胃部，是承受壓力的臟器之一，而壓力也有種類之分。

其中一種是有自覺的壓力，也可以說是「人際關係不良、工作壓力大」這種精神層面的壓力。另一種則是沒有自覺的壓力，但凡「辦公室的冷氣太強、戶外過於炎熱」這種身體層面的壓力皆屬此類。

此外，長時間坐在辦公桌前，是不是有腹脹如鼓或想放屁的感覺呢？或是，飯後腹部是不是有飽脹感，覺得自己消化器官不適呢？**以上這些，都是身體姿勢前傾，長時間壓迫下腹部的關係。胃腸受到壓迫就無法發揮正常的機能，長期下來，胃部健康勢必惡化。**而根據調查結果，給予這些人適當的胃酸補充劑，其鐵質的吸收率竟能提高五十九％。

反觀日常生活中「有自覺的壓力」，就某種意義來說都是無可奈何的事情，所以也不要太在意了。試著在吃飯時多注意一下，不看負面的新聞、不聊不開心的話題等，或許就能有所改善。事實上，跟什麼樣的對象吃飯、食物好不好吃，也會影響營養的吸收率；這是千真萬確的，儘管聽起來很難以置信，但胃部的確會直接承受我們的壓力。

總之，要避免胃部負擔，最好不要一直保持相同的姿勢，在辦公室裡偶爾走到較遠的咖啡機去取咖啡，或是做一點伸展運動也好。光是這樣做，就能防止胃部長時間受到壓迫。另外冰品傷胃，所以盡量少吃冰品，也有助保護腸胃道健康。只要持續留意以上這些要點，就能改善胃部健康，進而增進營養的吸收率。

專欄一

胃部虛弱的人，請服用營養補充劑

長期以來胃部不健康的人，我會建議他們乾脆服用營養補充劑：大豆蛋白營養素或胺基酸。若是選擇大豆蛋白營養素，請選擇胺基酸指數一百的種類。「大豆」的好處在於脂肪含量少，並有防止身體老化的抗氧化作用，以及燃燒脂肪的效果。當中有草莓或巧克力之類的口味，但添加的調味料越多，蛋白質就越少。而且甜的食品含糖量較多，咖啡類的口味也有不少咖啡因，因此，最好還是避免服用比較好，盡可能選擇原味的補充。

這一類營養劑是靠腸道吸收，因此即便胃部虛弱的人，也能有效吸收，效果不會有太大的影響。耐心服用三、四個月後，胃部就會變健康了。總而言之，胃部虛弱，不代表你就必須放棄擁有胃部健康的權利，只要服用適量的營養補充劑，胃部健康一定會有顯著的改善。

對症營養補充餐2

即便胃部虛弱的人，
也能輕鬆吸收完整蛋白質

蘿蔔泥佐溫豆腐

材料（兩人份）

板豆腐——1/2 塊
滑菇——1/2 包
白蘿蔔——10 公分
嫩青蔥——1 根
A：
高湯——200 毫升
酒——1 小匙
醬油——1/2 小匙
味醂——1/2 小匙

作法

1. 將滑菇放入濾網中洗淨，白蘿蔔去皮磨成蘿蔔泥。
2. 蔥切成小塊，用小鍋熬煮A醬汁，加入六等分的豆腐和滑菇熬煮。
3. 煮滾放入器皿中，最後放上蔥和蘿蔔泥，即可享用。

對症營養補充餐3

只要用電鍋煮就能完成，
簡單又快速！

暖胃雞翅燉飯

材料（兩人份）

雞翅根（或一支雞腿）——6 根
米——2 大匙
蔥——1 根
大蒜、生薑——1 片
雞湯粉、酒——1 大匙
水（約 540 毫升）——3 杯
嫩青蔥——依個人喜好選用

作法

1. 白米洗淨，瀝乾水分備用。蔥斜切成段；大蒜切半；生薑切成薄片。
2. 雞翅根（或雞腿肉）放入電鍋中，加入步驟一的所有食材，以及雞湯粉、酒，水注入到刻度三的分量，按下加熱開關。
3. 電鍋跳起後放入器皿中，灑上嫩青蔥，即可享用。

「多站立」可維持骨骼密度

接下來，我們來瞭解重要程度僅次於胃部的「骨骼」吧！

骨骼的強度取決於「骨骼的密度」。所謂骨骼的密度，是指當中含有多少的礦物質。骨骼密度低，骨骼自然稀鬆脆弱，也就容易骨折了。女性的骨骼健康與否，首重女性荷爾蒙「雌激素」。雌激素能防止骨骼裡的鈣質消溶，更是引發生理期的重要荷爾蒙，其成分源自蛋白質。為此，蛋白質對骨骼也同樣重要。

事實上，幼年生活對骨骼密度的影響，遠比現在的飲食習慣還要大。若小時候是吃好睡好又好動的孩子，其骨骼密度會較高。反之，整天吃零食又運動不足的孩子，骨骼密度就會比較低。不過，現在人都已經長大了，談過去的事情也於事無補。只是若是有小孩的讀者，或是將來打算養育寶寶的讀者，請千萬要記得這一點。

長大成人後唯一能做的，就是盡量延緩骨骼密度下降的速度。有沒有做這種努力，其結果差異非常大。女性停經後，骨骼密度下降得非常快速，因為此時正好是雌激素減少分泌的時期。一般而言，女性在五十歲左右骨骼密度會大幅下降，很容易因為一點小事就骨折。情況糟一點的人可能六、七十歲就不良於行了。要避免這樣的情形發生，現在就得開始好好努力，在停經前盡量減緩骨骼密度下降。不用擔心，每天該做的事情很簡單，保證出乎你的意料之外。

人類全身的骨骼，大約每三年會代謝更新一次。但其實，骨骼每天都在進行「重複破壞與新生」的循環，也就是拋棄老舊的鈣質，汲取新的鈣質來用；這種循環需要「對骨骼施加負荷」，骨骼要承受負荷才會代謝鈣質，而「活動」就是對骨骼施加負荷的方法。

最好的方法當然是走路或運動，然而光是站著也可以。我建議搭捷運或公車通勤的人刻意站著就好，不要找位子坐。至於開車通勤的人，則在做家事之餘，找個地方多散步。假日的時候不妨外出散步購物，也是不錯的選擇。

晚餐吃優格，在睡眠時易於被骨骼吸收

在此，繼續說明生成骨骼的營養素。

生成骨骼所需的營養素，最具代表性的是鈣質，但之前提到的雌激素、生成膠原蛋白的胺基酸（蛋白質）等，也是生成骨骼的重要營養素之一。此外，本章開頭介紹的蛋白質，對胃部和骨骼都是非常重要。也就是說，想要有強健的骨骼，不能只補鈣，也要充足攝取蛋白質才行。

很多食物都富含鈣質，例如：優格、起司等乳製品；魩仔魚、沙丁魚、柳葉魚等小魚類；櫻花蝦那種帶殼一起吃的食物，以及海苔、小松菜、蘿蔔葉等葉菜類，皆是能補充鈣質的好食物。

平日三餐時多吃這些食物固然有益，但鈣質特別適合在夜間食用。

入眠後不久，前半段的非快速動眼期到之後的三個小時，是「成長荷爾蒙」分

泌最多的時候，這種荷爾蒙會在睡眠時間固定鈣質。所以，晚飯攝取鈣質，能有效率地被骨骼吸收利用。為此，請在晚餐時間，食用魚類或厚片油豆腐等富含鈣質的食物吧！

請從今天起，買櫻花蝦配著飯菜一起吃，效果絕對不同凡響。

尤其不吃早餐的人、身體清瘦的人、月經不順的女性，多半都有骨骼密度不高的風險，因此強烈建議最好能在晚餐時有意識的積極攝取鈣質。

想要骨骼強健，不要塗太多防曬霜

左右骨骼密度的另一個營養素，就是維生素D。依照厚生勞動省（編按：類似台灣的衛福部）的調查，這是半數女性都缺乏的營養素，每二人中就有一人缺乏；因此，請務必好好攝取確保骨骼健康。

維生素D有幫助骨骼吸收鈣質的功效，是骨骼不可或缺的維生素。雖然維生素D可從食物中攝取，但多曬太陽更容易生成，而這種維生素亦有提高免疫力的功效，效果非常顯著。

可惜日本的女性很少曬太陽，完全不足以生成足夠的維生素D。那該曬多少太陽，才不會有維生素D不足的風險？這就要看你住在哪裡了。

十二月的沖繩大概要曬十七分鐘，關東要曬二十二分鐘，北海道則要七十六分鐘（關東是茨城縣筑波市的資料，北海道則是札幌市的資料）。原則上，每天最好曬十五到三十分鐘的太陽，這是取自沖繩到北海道的平均值。如果你住的地方日照較少，那就要刻意曬久一點的太陽了。唯有多曬一點的太陽，骨骼才會強健。

另外，曬太陽時要謹記一點，肌膚必須直接接觸陽光。塗抹防曬霜隔離陽光的話，很難生成維生素D。若真的怕黑一定要塗抹，請塗臉部或脖子這些不想曬黑的部位就好，至於手腳或胸口這種比較不會外露的部位，就盡量不要塗抹。

實際上，維生素D的功效不只對骨骼有益。充足的維生素D，亦可降低百分之五十的流感病毒感染風險。威脅人體的不只流感病毒，普通感冒也會使身體各處併發炎症，造成老化。也就是說，**過於講究「美白」反而容易引起體內老化。建議各位多曬太陽，不必對防曬太神經質**。

另外，維生素D在夏天的生成量遠高於冬天。為什麼呢？這跟強烈的陽光和日照時間長有關；另一個原因是人們較常穿著短袖、短褲等皮膚露出度高的衣服。沒有衣物遮蔽的面積越大，維生素D的生成量就越多。所以，請不要討厭日照強烈的夏天，盡情享受陽光強健骨骼吧！

因此，夏天不必刻意講究服裝，冬天有太陽的時候，不妨刻意讓肌膚曬點陽光。例如：鬆開圍巾讓脖子或胸口曬到陽光，這種小巧思就有很大的效果。或是到公園野餐曬太陽，趁著晴天外出散步，去山上或海邊遊玩也不錯。

實在不想曬黑的人，可以服用營養補充劑攝取維生素D。但記得選用含有維生素D_3的類型，只服用維生素D的話，還是得曬太陽轉化成維生素D_3。此外，魚類也含有許多維生素D，因此在日光較少的季節不妨多攝取魚類補充。

甜食和碳酸飲料，會導致鈣質大量流失

常吃零嘴或碳酸飲料也不是好事，大量食用醣類含量高的食品，鈣質會跟著尿液一起排出體外。到頭來，骨骼會變得疏鬆脆弱。

食品添加物中的磷，也會跟鈣質一起排出體外。所以，吃太多富含添加物的泡麵，身體的鈣質也會跟著流失。而魚板之類的加工食品、煙燻食品也含有磷，所以最好不要過度食用。

順帶一提，也有很多男性因為嗜吃這些東西而缺乏鈣質。

我們在會診時發現，有越來越多二、三十歲的男性骨骼密度不高，探究其原因，可能是男性比女性食用更多零嘴和碳酸飲料的關係。實際上，**我們尋問過那些骨骼密度不高的男性，他們都有每天喝可樂的習慣。**

彼此相愛的伴侶，都希望對方活得健康又幸福。請找個機會，陪著情人或丈

夫一起檢查骨骼密度吧！然而一般的健康檢查項目中，並沒有骨骼密度的檢測，因此有興趣的人請到醫院申請，費用一次大約是五千日元。

此外，要強化骨骼，還得注意其他事情。

剛才提過，女性停經後骨骼密度會驟降，那是雌激素這種女性荷爾蒙減少的關係。由此可見，促進雌激素分泌也是強化骨骼的關鍵。雌激素正常分泌的基準，就在於生理期是否正常。想當然，生理期不正常的人，雌激素分泌異常的可能性也就越高。

請確實攝取鐵質，讓自己與貧血無緣，這樣才不至於生理不順。關於鐵質，在九十七頁有詳盡的說明，有興趣的讀者不妨先閱讀那一部分。

愛上蛋白質

再來要說明增加肌肉量的方法。

首先，肌肉最需要的是蛋白質，跟胃部或骨骼一樣。請各位記得，人體所有部位的原料都是蛋白質。而肌肉最喜歡的蛋白質種類，就是胺基酸指數較高的魚類、肉類、雞蛋、大豆等蛋白質。

誠如前面所述，蛋白質是胺基酸的聚合體，要全部湊齊才有作用。

胺基酸共有二十多種，人體無法生成的就有九種，這九種只能從飲食中攝取。其中，白胺酸是合成肌肉的要角，因此白胺酸越多的東西，對增肌越有幫助。牛肉、肝臟、菠菜、竹筴魚、米飯等日常食材中，皆含有大量的白胺酸，不妨多加食用。然而，**胺基酸要種類齊全才有作用，因此不要只吃固定單一食物，而是要多元攝取各種蛋白質來源才有效。**

亞洲女性似乎很不喜歡「蛋白質」這字眼。蛋白質的英文是Protein，美國女性把蛋白質視為健康和美容的泉源，有些菜單上甚至還有「蛋白質特餐」呢！不過，亞洲女性一提到蛋白質，就聯想到渾身肌肉，以為蛋白質跟自己無關。

請放心吧！每天要從事一小時以上的高強度運動，才有辦法練出渾身硬梆梆的肌肉。因為肌肉很容易分解，確實攝取三餐頂多只能維持最基本的肌肉量。

所以，為了身體健康，請讓自己先喜歡上「蛋白質」吧！

再次重申，美麗的肌膚、秀髮，健康的胃部、骨骼、肌肉都是源自蛋白質。蛋白質也是生成荷爾蒙的元素，它會帶給我們精神上的滿足和幸福感。唯有三餐都攝取足夠的蛋白質，才能維持基本的肌肉量，擁有健康身體與美貌體態。

除了蛋白質，肌肉更需要「卡路里」

肌肉所需的第二大要素，就是「卡路里」了；我們來好好認識卡路里吧！

基本上所有女性朋友應該都很討厭卡路里，對吧？所謂的卡路里就是熱量，亦即每一種食物具有的熱能，而非營養素。所有生物都具有「熱量」，食物也一樣。卡路里是脂肪、醣類、蛋白質這三大營養素所擁有的能量；米飯、肉類、油脂也都有。

我們所有的活動都要消耗卡路里，呼吸、血液流動也要，沒有的話必死無疑。卡路里無法自動生成，只能從食物中攝取。由此可見，維持肌肉量也缺不了卡路里。

如此多功能的卡路里之所以被人討厭，就在於過多的熱量會轉化為脂肪。正確來說，米或小麥粉等食物的醣類會化為中性脂肪，油脂則化為膽固醇。而蛋白質幾乎都會用完，很少殘留。

也許有人認為，那我們專門吸收蛋白質，減少米飯或脂肪攝取不就行了？然而，沒有適量的脂肪，難以保持體溫和肌膚潤澤，還會影響荷爾蒙分泌。其實只要肌肉量夠，有脂肪也不要緊。

現在，有人以限醣減肥法，利用減少米飯的攝取量，達到減重效果，但米飯含有大量食物纖維，不吃米飯等於放棄大量食物纖維。本來食物纖維攝取量足夠的人，稍微減少攝取是沒關係，問題是現代人最缺乏的就是食物纖維了，因此我並不建議這種方式。

正確的做法不是完全消除脂肪，而是用聰明的方式攝取脂肪，讓自己健康又美麗。一切都用「卡路里計算」當標準，對身體絕對是錯誤的。

不攝取卡路里，肌肉量會下降

既然營養不良的人很多，為什麼還是會發胖呢？瞭解「基礎代謝率」即可找出答案。所謂的基礎代謝率，是指我們在沒有活動身體的情況下，光是「呼吸、心臟跳動、維持體溫」就會自動消耗的能量。我們每天消耗的卡路里，約有六成是花在基礎代謝率上。由此可見，基礎代謝率越高的人越瘦，反之則越肥胖。

人體中，基礎代謝率消耗量最大的是內臟，其次才是肌肉。

內臟我們稍後說明。一個人肌肉量越多，就算什麼事都不做，其所消耗的能量（基礎代謝）也很高。依照這個觀點，食量大又苗條的人，屬於肌肉飽滿、基礎代謝較高的人；而食量少卻肥胖的人，就是缺乏肌肉、基礎代謝較低的人了。

時下的女性幾乎都有缺乏肌肉、基礎代謝過低的傾向；為什麼呢？其中一個原因就是卡路里不足。主要是減肥或生活忙碌，所以沒有好好吃東西。即使有吃東西，分量也不夠。尤其是使用限制卡路里減肥法的人，會使肌肉量驟降。

當你刻意減肥，身體獲得的卡路里就會減少。如此一來，身體會限縮維持生命的基礎代謝率（能量消耗）。在人類的演化歷史中，饑餓的狀態佔了很長的一段時間，如果攝取的卡路里不夠多，身體會產生「卡路里不知何時用完」的危機意識，減少基礎代謝率。於是乎，基礎代謝就變得越來越低了。

身體缺乏卡路里，就會分解肌肉來充當能量。當然，生成肌肉的蛋白質在減肥過程中也攝取不到，人體的肌肉就是這樣減少的。

假設，你花三個月節食減肥，身上會減少五年的肌肉。那麼，普通人從三十歲退化到三十五歲的肌肉量，你只花三個月就退化了。聽起來是否很可怕呢？

根據調查，**以嚴格限制卡路里攝取量減肥的人，其降低的基礎代謝率在停止減肥後也不會恢復**。有的人停止減肥六年後，和相同年紀、相同體格的人比較起來，基礎代謝率整整少了五百大卡左右。此外，亦有資料顯示，有人最終復胖了四十一公斤。

一般而言，成年女性一天的卡路里消耗量在一千八百到兩千大卡之間，這等於將近三分之一沒有消耗到。換句話說，比起那些沒減肥的人，有減肥的人更容易因那五百大卡發胖。

一時的體重降低或許值得高興，但也就是當下的快樂而已。事實上，你反而失去了憑自己身體消耗卡路里的能力。由此可見，常見的「復胖」多半是肌肉量減少後，體溫和基礎代謝下降，才變得比原來更胖。

然而，沒有減肥的人也未必安全。現代女性的生活忙碌，不是沒有時間吃早餐，就是忙到深夜沒胃口吃晚餐，這種生活長期持續下去，也有可能陷入跟減肥一樣的狀況。

女性一天行動所需的基本卡路里是一千八百到兩千大卡。而一碗白飯就有兩百五十大卡，魚類套餐也有七百大卡。意思是，每天要確實攝取三餐才剛好足夠。而日本女性的生活模式，非常不容易攝取到足夠的卡路里。如此，基礎代謝率一直下降，就會變成「食量小也瘦不下來」的人。因為肌肉衰退，新陳代謝的能力也變差，宿便與汗水無法排出體外，身體的狀態就會越來越糟。

根據我的經驗，日本女性的身體不適，大多是卡路里不足引起的。反之，早上有好好吃飯，三餐都有攝取必要卡路里的人，肌肉量和基礎代謝率都比較高。

曾有一位女性在我的指導下減肥，總共瘦了四十公斤。她並沒有運動，方法也很簡單，就像我前面說的，好好攝取蛋白質就能減少脂肪了。這樣做可以維持肌肉量，分泌出令人幸福的血清素，成功降低食欲。另外，大豆的異黃酮有燃燒脂肪的效果，魚類也有瘦身功效。

總的來說，體脂肪過高的人，其共同點不外乎「麵類、酒類、甜點」食用過多。同理反推，只要避免過量食用醣類，增加蛋白質，即可防止體脂肪的累積。

節食減肥會使肝臟衰弱，增加中性脂肪

人體攝取的卡路里越少，肝臟越容易受傷害。因為肝臟送走脂肪的能力會下降，使脂肪囤積其中。亦即，**不好好吃飯攝取卡路里，無法保持肝臟健康，尤其三餐不濟對肝臟特別不好**。

保護肝臟的方法，跟增加肌肉的方法差不多。

首先，請攝取必要的卡路里，避免自己過於清瘦。再者，三餐都要攝取蛋白質；蛋白質含有「丙胺酸」，那是肝臟的能量來源。此外，酒精也不要攝取太多，過多的酒精不但會增加肝臟負擔，還會減少肌肉量。有些人可能在想，酒精或甜點不也有卡路里嗎？但這些都是屬於空熱量食品，攝取太多只會變成脂肪。

不活動身體，肌肉量會越來越少

現在我們知道蛋白質和卡路里的重要性了；那麼該如何增加肌肉量呢？

我們先來瞭解肌肉的性質。

肌肉缺乏活動，很容易就被分解。前面已經介紹過了，女性一過三十歲，肌肉量會開始下降，因此，「運動」是避免肌肉減少的最佳方法。

然而，我並不建議從事激烈運動。

「丸之內保健室」推薦的，是在日常的活動中加入一點小巧思。

例如：在辦公大樓如廁，不要去同一層樓的廁所，而是去兩樓以上或三樓以下的廁所。想要更有效增加肌肉量的話，就背著裝有書籍或筆電等重物的包包，負重爬樓梯，如此，比起單純地上下樓梯，效果更顯而易見。

此外，你知道嗎？不搭電梯改走樓梯，就多了七倍的活動量。這等於肌肉的工作量比平時多了七倍，所以在車站或辦公室，請勤快地上下樓梯吧！

另外，邊做事邊運動也不錯。好比在刷牙或看電視的時候進行深蹲，早中晚各做十次，以一天三十次為目標。**下半身佔了人體肌肉的七成左右，因此只要積極效鍛鍊下半身，就有運動全身的功效。**

然而，這些運動對膝蓋頗有負擔，因此請留意姿勢是否正確。此外，沒有確實攝取蛋白質，光靠運動也無法保持肌肉量，因此還是要先從飲食調整做起。

好好食用蛋白質，至少持續三個月的「爬樓梯、邊做事邊運動」就會養成習慣了。不必去健身房或長跑，光用這兩個方法就能有效維持肌肉量了。

瞭解體脂肪率，掌握健康密碼

買一台市售的脂肪體重計，就能瞭解自己的體脂肪率了。沒有的人去買一台，也絕對不會吃虧。

瞭解自己的體脂肪率，是非常有益的事情。但要注意的是，脂肪體重計用三年就難以測出正確數值，因此最好三年替換一次。

儘管清瘦的女性多於肥胖的女性，但也有不少苗條的女性缺乏肌肉，屬於體脂肪過高的「隱性肥胖類型」。

體脂肪過高，就會引發各種生活習慣疾病，久而久之更會形成癌症、高血壓、糖尿病等嚴重疾病，對健康有莫大的損害。此外，**體脂肪率對月經、排卵、卵巢年齡等懷孕和生產條件也都有相當程度的影響**。

剛才說過有不少女性體脂肪率過高，不過首先要避免的，是體脂肪率過低的問題。尤其體脂肪率低於百分之十七，會增加月經不順或無月經的風險，百分之十則幾乎不會有月經。月經是女性健康的標準，沒有月經是十分嚴重的問題。因此，體脂肪率最好保持百分之二十幾最佳。

人體的肌肉會產生體溫，體脂肪不但有維持體溫的作用，在非常時期還能作為能量。因此，我建議女性最好維持一定程度的體脂肪，尤其想要成為苗條美女的人，以百分之十九到二十三為目標就好；選美比賽中那些身材火辣性感的參賽者，也差不多是這個平均值。

反之，超過百分之三十就太高了，這是在警惕你的生活習慣或飲食出了問題。體脂肪率過高的原因，主要是「蛋白質」和「活動力」不足，以及「醣類攝取過多」。各位是否肌肉不足，連上樓梯都感到疲憊呢？若有，請從今天起積極用一邊做事、一邊運動的方法，增加肌肉量吧！

一天至少要走八千五百步

年過三十，全身的肌肉量會開始衰退，尤其腿部肌肉衰退的速度特別快。所以，三十歲以後請努力維持腿部的肌肉量。什麼對策都不做，肌肉就會一直減少。

話雖如此，**不用從事激烈運動也沒關係。因為肌肉量是要每天維持的，加入一些日常生活的巧思就夠了**。我建議多走路即可，目標是一天八千五百步。

厚生勞動省推薦的一日目標步數，女性為八千五百步（男性為九千步）。請先達成這個目標數吧！

不過，光是散步很難增加肌肉。因此，為了增加肌肉的負荷，請在這八千五百步之中，加入走起來有點喘的兩千步快走，這樣做效果更好。

步行十分鐘大約是一千步。通勤、上學、購物來回一趟各走十分鐘，也就是二十分鐘，總共約兩千步。可以用稍快的步伐，走平時常走的路徑也不錯。

最近智慧型手機還有計步功能，只要把手機放在口袋裡走路，就會自動計算步數了。順帶一提，iPhone的「健康」ＡＰＰ就有這個功能，當然要用其他ＡＰＰ或計步器也無妨。在身邊放一個可以拿來計測的東西，保證會變得特別有幹勁，請各位不妨一試。

就我個人的經驗而言，當我養成每天計算步數的習慣後，在缺乏活動的日子會牽著小狗散步三、四十分鐘，走個大約四千步。住在都市裡的人多半得走路去搭捷運或公車，所以常有走路機會；住在郊區的人請記得一天要走八千五百步，多安排走路的機會吧！

另外，各位對自己的握力有信心嗎？握力也是全身肌肉強度的標準。飲食均衡的人，握力自然比較強。

「維持肌肉」比「增肌」困難

要保持肌肉量，除了「一天走八千五百步」以外，蛋白質也很重要。另外，若不好好攝取蛋白質，辛苦走了老半天，肌肉還是會馬上被分解掉。人體缺乏卡路里，就會分解富含蛋白質的肌肉來生成能量。雖然各位可能覺得，若是能先從脂肪分解有多好，可惜的是，肌肉比脂肪更容易分解。

運動員一天攝取三千到四千大卡的熱量，就是要維持辛苦鍛鍊出來的肌肉。因為肌肉的分解速度比我們預期的還要快，尤其蛋白質攝取不足的話，好不容易增加的肌肉一下子就減少了。

由此可見，重點還是在蛋白質。因此，**請用不間斷的方式勤加攝取蛋白質**，例如：早餐吃蛋，午餐吃肉，晚餐吃魚之類的。如此一來，肌肉就不容易分解了。如果一天只吃兩餐，肌肉一樣會在兩餐的間隔中被分解掉。

對症營養補充餐5

充分攝取蛋白質和油脂

檸香蒸雞翅根

材料（兩人份）

雞翅根——4到6根
高麗菜——1/4顆
檸檬——1/2顆
橄欖油——1大匙
白葡萄酒——2大匙
鹽——1/2小匙
胡椒——少許
香芹末（選用）——2大匙

作法

1. 高麗菜用手撕成片狀；檸檬切成半公分厚的薄片。
2. 在鍋中鋪上高麗菜，雞翅根置於上方，灑上白葡萄酒、鹽、胡椒，放上檸檬，淋上橄欖油。
3. 以弱中火悶煮約二十分鐘，待雞肉煮熟後灑上香芹，即可享用。

對症營養補充餐4

優質蛋白質搭配超抗氧番茄

茄汁煮香煎雞丁

材料（兩人份）

雞腿肉——1塊（約250克）
鹽、胡椒——各少許
洋蔥——1/4顆
鴻喜菇（選用）——1/2包
A：
番茄罐頭——200克
蒜泥——約1片的量
鹽、黑糖——1/2小匙
白葡萄酒——1大匙
胡椒——少許

作法

1. 雞腿肉切成小塊狀，灑上鹽和胡椒；洋蔥切片；鴻喜菇撕成小塊狀。
2. 在鍋中倒入橄欖油，以中火加熱，放入雞腿肉煎至兩面微焦，再放入洋蔥、鴻喜菇拌炒。待所有食材炒熟後，倒入A悶煮十分鐘即可。

第三章

日常惱人的小毛病，吃對了就能改善

對症下藥，才能根治變便祕

本章我們要討論許多女性的常見煩惱，以及解決問題的具體方法。

首先從便祕談起。人體會攝取必要的東西轉換成能量，一旦必要的分量足夠後，多餘的就會排出體外。原則上，只要這種循環健全運作，是不會便祕的；身體能排出不必要的東西，是最理想的狀態。然而，苦於便祕的人常說自己早已便祕成性，怎麼都治不好；而便祕也確實給人一種「不易根治」的印象。

事實上，便祕有分三種類型，沒有對症下藥是不行的。唯有瞭解自己的便祕類型，才知道該怎麼處理，以有效解決便祕問題。基本上，便祕分成以下三種，各位屬於哪一種呢？

一、解出黑色硬便，腹脹如鼓。

二、反覆便祕和拉肚子，有腹痛症狀。

三、糞便頑硬，排便時有痛楚。

第一種「解出黑色硬便，腹脹如鼓」，是腹肌柔弱的女性常有的便祕類型，這也稱為「弛緩性便祕」。實際上，**幫助排便順暢的「蠕動作用」是由肌肉引起的，但減肥和蛋白質攝取不足會導致肌肉衰退，造成這種便祕問題**。此外，原則上「要多吃才順暢」，因為食量太少會缺乏凝結糞便的材料。肌肉不足和食量不足的作用相乘，糞便就要花很長的時間才能排出體外，長時間滯留腸道的糞便會漸漸失去水分，變得越來越乾硬，排放起來也就越困難，越有拉不乾淨的感覺。

第二種「反覆便祕和拉肚子」稱為「痙攣性便祕」，和第一種便祕不同，是大腸活動過度的狀態。在腸道尚未充分吸取糞便的水分前，就產生過剩的蠕動而引起拉肚子的症狀。飯後胃腸易於蠕動，有些人也會在飯後肚子痛。主要的原因是精神上的壓力。另外，攝取瀉藥或過多的食物纖維，也有可能引起此問題。

第三種是糞便來到肛門附近，卻沒有明顯的便意。由於大部女性不太習慣在職場等戶外場所解便，長期無視便意使得腸道習慣刺激的結果，久而久之大腦就不會下達排便命令，也就更難感受到便意了。這是糞便最堅硬的種類，就算擠到臉紅脖子粗，腹部也難以施力排放。

以上就是三種常見的便祕類型，而這三種便祕都有不同的解決方法。

若不先瞭解自己的便祕類型，盲目使用錯誤的方法解決只會越來越嚴重，請務必小心。不過，也有一種情況是，今天屬於第一種，下個月又變成第二種。狀況有可能說變就變，因此也要仔細留意自己的便祕狀況。

此外，有時我們也聽說過，旅行之類的環境變化，也會引發便祕。但基本上這是暫時性的，不必過於擔心。待生活節奏穩定，自然就會恢復正常排便了。

不同類型的便祕，解決方法不同

現在，我們就教導各位不同便祕類型的解決方法。

第一種「解黑色硬便」的人，請多吃「非水溶性」的食物纖維，例如：蔬菜和菇類。簡單來說，多吃一些號稱「可有效解除便祕」的食物就沒問題了，因為食物纖維能有效刺激腸道。

只要腸道正常蠕動，糞便凝固成形後就會被腸道運往下方，排放起來也特別暢快。非水溶性食物纖維顧名思義，是指不溶於水的食物纖維。除了剛才提到的菇類和蔬菜，豆類、薯類、麥片、小麥胚芽都有這類食物纖維。

第二種「反覆便祕和拉肚子」，這種大腸過動的人則要攝取海藻和水果。第二種和前一種剛好相反，反而是吃「水溶性」食物纖維比較有效。這些食物纖維乃水溶性，也含有水分，不會刺激腸道。在便祕的期間，又會給予糞便水分。因此，充分攝取乾果、海藻沙拉、水果，對第一類型的便祕都很有效。

此外，要請各位特別注意，不要吃太多對自己的便祕症狀無效的食物。也就是說，假如你是第二種大腸過度蠕動的便祕類型者，還吃下蔬菜和麥片，攝取太多刺激腸道蠕動的食物纖維，痙攣就會變得更嚴重。為此，若便祕遲遲無法治好的人，最好懷疑自己屬於哪種類型，是否有對症下藥。

順帶一提，**小孩子的便祕幾乎都是第二種，但有的母親擔心小孩便祕，每天早餐都提供食物纖維豐富的麥片，如此反而有可能惡化。**

第三種便祕是無視便意引起的，例如：早上繁忙沒發現自己有便意，或是在戶外有便意時也沒有時間好好排便，就這樣一直忍耐到晚上。久而久之，會更難感覺到便意了。

我認為，要根治第三種「糞便頑硬，排便時有痛楚」的便祕，與其改變飲食，不如改變行動。因此，請養成習慣，每天早上確實安排一段時間如廁，以追求順暢的生活吧！

吃太少，也會便祕

除了排便以外，還有另外兩種排泄體內代謝物的方式：排汗和排尿。

這兩種排泄方式也很重要，一旦這兩種排泄能力低弱，體內的代謝物就會越積越多，進而使腸道環境惡化，肌膚狀況也會跟著變差，甚至水腫。此外，據說「橘皮」也是體內代謝物囤積所致。

因此，若能順利將代謝物排出體外，肌膚問題或橘皮等困擾保證與你無緣。反之「排泄」功能不順，體內很快會囤積一堆廢物。

另外，關於便祕問題，還要請大家謹記一點，要「排得多」就得「吃得多」才行。意思是，吃得不夠多，就沒辦法大量排泄。

根據我們的調查，**有便祕問題的多半是常吃點心的人**。由於吃下點心的緣故，使他們的正餐食量變少。飲食的「分量」是排便順暢的必備要件，但我也不是逼各位暴飲暴食，前面也說過很多次了，只要記得好好攝取三餐就行了。

人體會把攝取到的東西，轉換成對自己有益的營養，剩下的殘渣則化為糞便、尿液、汗水排出體外。這跟我們的意志無關，純粹是身體自然的「代謝」功能。但也是因為這樣的代謝循環機制，才能確保我們的生理功能正常運作，維持在健康的狀態。

在討論肌肉的章節也曾提到，越是限制卡路里的攝取量，身體就越會感受到危機，進而降低代謝機能，限制身體的一日卡路里消耗量。一旦代謝機能下降，消化能力也會跟著下降，接著，排汗量、排便量與排尿次數也會隨之減少，導致廢物囤積體內形成惡性循環。

另外，由於腸道蠕動是由肌肉帶動的，所以肌肉量衰退，排放代謝物的能力必然減弱。因此，排泄要先從提升「代謝」機能做起，所以三餐一定要好好吃。

強迫自己流汗排毒，反而對身體不好

關於廢物代謝還有一點要注意的是，不要只在「排出」上努力。這幾年來，吹起了一股以馬拉松為首的運動風氣，或是利用半身浴和三溫暖排汗的美容方式也大行其道，具有排毒功效的茶飲也很有人氣。

不過，透過汗水排出的代謝物十分稀少，故流汗算不上排毒。排出代謝物最好的方法，還是排尿和排便！強迫自己排汗，反而會排出「對身體很寶貴的礦物質」。因此，與其拼命運動流汗，不如好好食用三餐，提升體溫和基礎代謝率，身體自然會排汗。

日本女性的營養攝取量，跟開發中國家相去不遠。憑著這點少量的營養跑馬拉松，身體各部位一定會出問題，從事激烈運動也是一樣的。尤其清瘦的人多半有貧血的傾向，流汗與落地衝擊會破壞血紅素，造成所謂的「運動貧血」。如此一來，可能會加重貧血的問題，實在令人擔憂。**就我來看，要消除身體不適「就先從運動做起」，其實是完全錯誤的觀念。**

請先講求飲食均衡，增加「食量」來幫助排便吧！想解決身體的不適症狀，先好好食用三餐再說。吃得夠多，培養出合適的體格後，再靠馬拉松和慢跑提升代謝機能，才不會適得其反，越運動越不健康。

讓中性菌成為好菌，是解決便祕的關鍵

想要解決便祕問題，培養腸道細菌也非常重要。

一般常提到的腸內細菌，主要分為三種，分別是好菌、壞菌、中性菌。所謂的**中性菌顧名思義，當好菌多的時候就會發揮好菌的功效，壞菌多的時候就會發揮壞菌的功效**。這三種之中最多的是中性菌，佔了整體的八成左右。

要改善腸道環境，就得讓這「八成的中性菌」發揮良好的作用才行。換言之，讓好菌一直處於優勢是最理想的。這樣一來代謝物就能順利排出體外，漂亮的肌膚和苗條的身材也將唾手可得；被喻為幸福荷爾蒙的血清素也更容易分泌，能夠培養出最棒的腸道環境。

剛出生的嬰兒，百分之九十的細菌都是好菌。不過，好菌會隨著年齡增長而減少，過了二十歲以後，好菌和壞菌各佔百分之十，中性菌則佔百分之八十。

另外，好菌的種類因人而異，從一百種到一千種不等，這要看各位小時候吸收了多少的菌種。

長大成人後，多攝取自己擁有的菌種即可增加好菌數量，所以最好食用適合自己的食物。只是，菌種和每個人的指紋一樣各有不同，父母和兄弟之間也有極大差異。想知道自己有哪些菌種，不妨利用腸內菌種解析服務，調查一下也是蠻有趣的。

吃米飯和醃菜，可改善腸道環境

改善腸道環境的方法有三種，這三種方法都很簡單，請務必養成習慣。

第一個方法是食用「益生菌」（Prociotics），這是從外部攝取好菌的方法，例如：攝取優格的乳酸菌，或食用味噌、醃菜、泡菜等發酵食品來增加細菌，都是不錯的方法。

糞便的三分之一是腸內細菌組成的，數量非常多，一公克的糞便就有一百到一千億的腸內細菌。請各位記住一點，**細菌進入人體只會刺激腸內環境再排出體外，不會變成腸內細菌。然而這種刺激很重要，有了細菌的刺激，腸內環境才會變好**。也就是說，吃進去的細菌每天都會化為糞便排出體外，並沒有長住體內。這也代表細菌的汰換速度很快，因此，我們必須每天食用發酵食品，將好菌送到腸道中。因此，優格的包裝上都有寫「一天一杯」，正是這個道理。

其中，我推薦日本的發酵食品，發酵食品是一種富含好菌的優良食物。人類的腸內細菌，據說每三天就會全部汰換一次。因此請務必養成習慣，每天少量食用味噌、醃菜、柴魚等發酵食物吧！

此外關於味噌有一個說法是，「味噌湯不能煮沸，否則會殺死當中的好菌」。然而，根據最新的研究顯示，重點不在細菌的生死，而是細菌本身具有的細胞跟DNA成分。意思是，死掉的好菌在腸道內同樣會增加好菌數，因此煮沸食用也是有效果的。

好菌當然是繁殖得越多越好，最好的方法是在吸收好菌時，也給它們「養料」，這是第二個方法，攝取「益生元」(Prebiotics)。

細菌的養料就是食物纖維和醣類，那麼兼具食物纖維和醣類的代表性食物是什麼？答案是米飯，亦即碳水化合物。**對腸內細菌來說，碳水化合物是養料，有了碳水化合物就能繁殖了**。寡醣就是一例，跟優格一起食用，是相當合理的。我們常聽說，有人用限制碳水化合物的方式減肥，結果肌膚變差了。這就是缺乏養料，導致腸內好菌減少的關係。

尤其冷掉的米飯有許多不易消化的澱粉，澱粉增加就等於食物纖維和醣類也增加，對改善便祕極為有益，因此建議各位不妨多吃茶泡飯吧！

讀到這裡，是否覺得改善便祕的方法都很簡單且容易執行呢？只要吃下含有好菌的東西和碳水化合物，並多留意我們後面會講到的血糖值，就能輕鬆解決便祕問題了。

吃的食物越多元，排便越順暢

改善腸內環境的第三個方法，是攝取「益源質」（Biogenics）。

這不是直接影響腸內細菌的方法，但可有效保護腸內環境，是最新的學說。直接的因果關係說來複雜。總之食用蜂蜜、魚類富含的ＤＨＡ、黃綠色蔬菜、可可豆和巧克力等可可樹的食品，可以改善腸道環境。這些東西不是從腸內發揮作用，而是從外部改善腸內環境。

從這點我們不難發現，腸子最需要的是多樣性。每天腸道裡的東西都以驚人的速度汰舊換新，因此每天都吃同樣的東西並非好事。多吃一些當令的魚類或蔬果，以及不同顏色的食物是很重要的。

當各位在超市煩惱今天要吃什麼時，不妨選擇昨天沒吃過的食品吧！常吃外食的人，也請點在家沒吃過的料理；去各種外國餐廳吃東西，對腸內環境也不錯。

另外，**鎂和鈣對腸道健康也有幫助，這些是活動肌肉所需的礦物質，對腸子的蠕動也是有必要的**。醫院開出的通便劑，其實也含有氧化鎂，豆腐的鹼水、雜穀、海藻也含有鎂。現代女性幾乎都缺乏這種微量營養素，請務必積極攝取。

另外，喝下一匙橄欖油也很有效果，保證順暢無比。排便是需要油脂的，鮭魚或其他油類也不錯。

睡眠時保持「空腹感」，有助改善便祕

每天早上順暢排便是最理想的，通常三天沒有排便就會被視為便祕。其實便祕並沒有明確的定義。不過，吃多少就拉多少，對身體健康而言終究是一件好事。

遲遲無法改善便祕的人，是否早上起床時有消化不良的感覺？

排便需要「空腹的時間」，**空腹會產生一種叫「腸動素」的荷爾蒙，這種荷爾蒙能促進腸道蠕動**。所以不停吃東西，或是吃太多而沒有空腹的時間，就容易引發便祕。

只是，人在清醒時若有一段太饑餓的時間，之後吃東西血糖就會急速飆升，這是身體糖化導致變老的原因。關於糖化，我們晚點再來說明。一天空腹的時間，以八小時為基準，也就是夜晚睡覺的時候為宜。

想要有一個好眠的夜晚，不妨吃一些易於消化的料理，讓空腹時間和睡眠時

間重疊。這樣不僅早上排便順暢，起床時也會精神百倍。總之，祕訣是食用「睡前就能消化完的東西」。

雖然何時吃晚餐純屬個人習慣，要改變也不太容易，但有便祕問題的人，我建議還是盡量早點食用晚餐吧！

對症營養補充餐6

充分攝取非水溶性食物纖維

醃牛蒡燉煮杏鮑菇

材料（兩人份）

牛蒡（市售牛蒡絲亦可）——150 克
杏鮑菇——2 根
橄欖油——1 到 2 小匙
A：
醬油——1 大匙
黑糖——2 小匙
酒——1 大匙

作法

1. 用菜瓜布清洗牛蒡，切成薄片（若使用市售的切絲牛蒡，直接清洗瀝乾即可）。較長的杏鮑菇橫向切成兩半，之後再切成細絲。
2. 橄欖油倒入平底鍋，放入牛蒡用中火熱炒，炒熟後加入杏鮑菇再次拌炒。
3. 牛蒡煮軟後加入 A 醬汁，以弱火悶煮入味，收汁煮乾後即可取出裝盤享用。

對症營養補充餐7

有助改善便祕的熱炒料理

熱炒蒟蒻海帶芽

材料（兩人份）

蒟蒻絲（黑）——1/2 袋
海帶芽——泡過水的 50 克
橄欖油——1 小匙
酒——2 小匙
蠔油——1 大匙
白芝麻——1 小匙
辣椒粉——依個人喜好選用

作法

1. 用熱水燙過蒟蒻絲，切成方便食用的大小；海帶芽泡水恢復彈性後；切成方便食用的大小。
2. 橄欖油倒入平底鍋加熱，加入蒟蒻和海帶芽熱炒。
3. 倒入蠔油、酒、芝麻充分攪拌均勻，再依個人喜好灑上辣椒粉，即可享用。

對症營養補充餐8

富含食物纖維的營養輕食

豆腐豆渣蛋沙拉

材料（兩人份）

生豆渣——200 克
細豆腐——1/2 塊（約 150 克）
綜合豆類——1 罐（約 100 克）
水煮蛋（市售的亦可）——1 顆
小黃瓜（有的話比較好）——1/2 根
A：
橄欖油——1/2 大匙
鹽麴（一般鹽亦可）——1/2 小匙
優格（無糖）——1 小匙

作法

1. 小黃瓜（有的話）切成 0.2 公分的薄片；水煮蛋切碎。
2. 在碗中放入豆渣與細豆腐，豆腐打碎後，兩者攪拌均勻，加入 A 再次攪拌。
3. 將步驟一的小黃瓜、水煮蛋，還有綜合豆加入步驟二中的食物拌勻，即可享用。

愛吃冰的人，容易貧血

依照我們的調查，二十多歲到三十多歲女性，有百分之九十二的人鐵質不足。換言之，日本的女性幾乎都沒有充分攝取鐵質。更糟糕的是女性有生理期，每個月都會流失大量的血液，當中伴隨許多鐵質；據研究，人體每天從尿液、汗水、皮膚流失的鐵質為一毫克，生理期卻會流失二十二・五毫克。

鐵質是血液中的血紅素原料，而血紅素負責運送氧氣到全身。人體靠氧氣供給活動，若缺乏血紅素，氧氣就無法供給到體內各處。因此，缺乏構成血紅素的鐵質時，一大早就容易疲憊，怎麼睡也無法消除疲勞。**容易疲勞的人，最好先懷疑自己是否有貧血問題**。貧血不單會引起疲勞，舉凡精神的不安定、畏寒、PMS（經前症候群）惡化、早上不易清醒等，也跟貧血有關。此外，大腦容易受氧氣不足影響，這也是頭痛的原因之一；耳鳴、暈眩也是貧血導致的。

缺乏鐵質對精神層面也有極大的影響。當身體疲憊不堪，或是苦於頭痛肩痠等症狀時，萬一再遇上什麼心靈上的打擊，精神會變得十分脆弱。因此，莫名感到心情不好、情緒不安的人，攝取鐵質或許有改善的可能。

有一個簡單的方法，可以看出自己的鐵質是否不足。那就是在夏天以外的季節，會不會想吃冰品。特別是在冬天也想吃冰的人，鐵質不足的可能性非常高。這是因為，缺乏鐵質的人會想吃冰冷的東西。有人懷孕後冰品吃個不停，這是稱為「冰食症」的貧血症狀之一。

另外，身體感到疲勞時，會想吃點甜的東西增加血糖來提振精神，紓緩一下缺乏氧氣的沉重身心狀態；這時，最快的方法就是吃下又甜又冰的冰淇淋。貧血的人不只冰品吃得多，蛋糕等西洋甜點或碳酸飲料的攝取量，也比常人多出一倍。

「冰品依賴症」這個字眼，聽起來好像沒什麼大不了的，但其實長期持續下去非常危險。畢竟血糖急速上升，身體容易疲勞，不但睡意揮之不去，精神和集中力也容易被打亂。

認識「儲鐵蛋白質」

人體所有的鐵質，並非全部用來生成運送氧氣的「血紅素」，大約只有七成鐵質，是用來生成血紅素，剩下的百分之三十，是以「儲鐵蛋白質」的形式，也就是鐵蛋白累積於肝臟。顧名思義，這是儲存起來的鐵質。

月經和受傷會降低血紅素，儲藏的鐵質是在必要時刻拿來補其不足的。順帶一提，暈眩或頭昏眼花是連儲鐵蛋白質也不夠的症狀反應。這已經算是最嚴重的缺鐵問題了，請務必到醫院領取鐵質的補充劑。

女性的儲鐵蛋白質很稀少。男性的儲鐵蛋白有一百三十九，女性才只有二十二・五到二十二・七而已。因此，請好好學習我們接下來要介紹的鐵質攝取方法，積極攝取鐵質（儲鐵蛋白質的單位是ng／ml）。

花個一千五百日元，就能調查儲鐵蛋白質的含量了。在接受健康檢查的時候，追加一項儲鐵蛋白質就行了。調查過以後，就會知道自己有多少儲鐵蛋白質了。

很多女性檢查後發現，血紅素含量沒有問題，但儲鐵蛋白質的含量卻見底了。**資料顯示有三分之一的女性患有「隱性貧血」，而且幾乎所有人都缺儲鐵蛋白質**，所以請在每一餐積極攝取「鐵質」吧！

再者，懷孕和生產也會大量減少儲鐵蛋白質，因此準備懷孕的人其儲鐵蛋白質最好超過五十比較妥當。

還有一點，偶爾也有鐵質過多的人存在。這是月經不順、無月經（或生理不順）、或罹患某些疾病的情況。另外，儲鐵蛋白質屬於腫瘤標誌物，一旦生病，數量就會異常變多，這有可能是罹患白血病或癌症所致。

根據國民健康和營養調查報告指出，女性的儲鐵蛋白質多數都在十以下。如果各位擔心自己的含量，不妨在健康檢查時自費進行追加檢查，調查起來並不困難。接下來，我們要介紹攝取鐵質的方法了。

常吃牛肉，可保精神體力充沛

我認為，即便女性極度缺乏鐵質，與其食用營養補充劑，不如從平日飲食中積極攝取，更為有效。紅肉魚類和牛肉，都能夠攝取到大量的鐵質。

過去有個說法是「羊栖菜富含鐵質」。但最近研究發現，**植物含有的鐵質吸收率不如肉類。即使積極食用，吸收率也只有極少的百分之五**。反之，動物性鐵質的吸收率，大約是百分之二十，整整高出四倍。

況且羊栖菜過去是用鐵鍋調理，因此鐵質才比較高。實際上，羊栖菜本身含有的鐵質並不多。

因此，我還是推薦各位多食用魚類和肉類；而動物性鐵質稱為「血基質鐵」。

最棒的肉就屬「紅肉」了。魚類是鮪魚和鰹魚最具代表性，動物的話則是牛肉。牛肉含有的鐵質量極高，遠超過雞肉和豬肉。

鐵質是體力的來源，想擁有不易疲勞的身體就食用牛肉吧！請選用紅肉較多的部位，里肌和腰肉的部位最好。

不過，也不是非紅肉不可。雞蛋、貝類、白肉魚也含有鐵質。沒有時間煮飯的話，食用柴魚、小魚乾（點心類的花生魚乾亦可），不然食用鮪魚罐頭也可以。

想長命百歲，多攝取「動物蛋白質」

在日本的百歲人瑞，每一餐攝取的蛋白質量遠比常人來得多。尤其他們從肉類和魚類攝取大量蛋白質，幾乎佔了總蛋白質攝取量的六成。

這遠高出日本人的平均值（百分之五十二到五十三），另外有五成以上的人瑞，每天吃海鮮、肉類、大豆、雞蛋兩次以上。

我們的血液中有一種叫白蛋白的蛋白質，被視為「預測壽命的生物標誌」。白蛋白越少的人患病和死亡的機率越高，而多攝取肉類有提高白蛋白的效果。在胃部的章節有提到，胃部有能力消化肉類的人比較長壽，因此，適度食用肉類是非常重要的。

飯後半小時喝咖啡，會破壞植物性鐵質

關於鐵質還有一點要注意，那就是在飯後三十分鐘內不要攝取含有單寧的東西。如果食用含有單寧的東西，好不容易攝取的鐵質也就無法吸收了。

單寧最廣為人知的就是綠茶中的苦澀成分，但咖啡、紅茶、綠茶、烏龍茶、減肥茶裡也同樣含有單寧。各位可能在想，這等於所有飲料都有單寧了不是嗎？這樣是不是飯後什麼飲料都不能喝呢？請放心，單寧會影響到的只有植物性鐵質，肉類和魚類的動物性血基質鐵並不會受到影響。

從這個層面來看，鐵質更應該從肉類或魚類攝取。話雖如此，難得從蔬菜中攝取到的鐵質，也還是要吸收比較好。因此飯後請飲用烘焙茶或麥茶吧！這些茶沒有單寧，在吃飯時或飯後都可盡情飲用。

有些老人每天在家飲用大量綠茶，結果貧血暈倒。原因是含有單寧的大量綠茶，害他們幾乎沒有吸收到鐵質。我的客戶也有人飯後固定飲用一公升的減肥茶，而導致嚴重的貧血。

再者，每天服用過量的鐵質補充劑，或是過量攝取鐵質也是一大問題。這樣不僅對身體不好，甚至還有可能累積在肝臟中引發疾病。

愛賴床，可能是貧血作祟

說到貧血，大家常有「頭昏眼花」或「暈眩」的印象對吧？前面也說過，這些都是非常嚴重的症狀。實際上有貧血問題的人，通常都沒有這些自覺症狀。

不過，**身體上絕對會出現貧血的警訊。最值得注意的是「指甲」和「頭髮」**。

指甲和頭髮都是血液生成的，所以一旦貧血就會產生變化。指甲會有變軟、脆弱、不易生長的警訊。如果你發現最近衣服常被裂開的指甲刮到，或是剪指甲的次數變少，請多食用鐵質含量豐富的紅色肉類或魚類。

另外，頭髮在中醫裡又稱為「血餘」，也就是「從多餘的血液生成的東西」。因此血液不足（亦即貧血）就會產生傷害。倘若各位的頭髮易斷、纖細、易脫落，也可能有貧血問題。順帶一提，母乳又稱為「白色的血液」，很多母親在產後也有大量脫髮的困擾。

患有貧血的人，早上醒來也比較沒精神。因為鐵質不足使得全身疲憊的細胞得不到氧氣，縱然睡滿六小時也無法消除疲勞。

區區的貧血問題，想不到會這麼嚴重對吧？貧血會害我們苦短的人生更加痛苦了。想保持最佳狀態，請立刻攝取鐵質（肉類和魚類）吧！

長期貧血，會造成腹脹不適

女性難以改善貧血問題，在於貧血具有特殊的惡性循環。就算你想好好攝取飲食改善貧血問題，貧血也會讓你食欲不振。而要生成健康的胃部黏膜，鐵質是不可或缺的材料。

一旦缺乏鐵質，首先會使食道黏膜萎縮，造成吞嚥食物變得十分痛苦。此外，也容易引發口腔炎或舌頭發炎，對食物敬而遠之。如此，導致營養更加缺乏，能量也就越來越少了。動不動就處在疲勞狀態下，人生永遠無法振翅高飛。

當然食量變少，骨骼密度和女性荷爾蒙也會跟著下降，因此，千萬不要小看貧血問題。

近來，市面上有不少含有鐵質的零嘴，如果各位近來覺得肉類和魚類難以下嚥，可以先攝取這一類的飲料或零嘴來增加鐵質。然而，生理期到來時，這些努力累積的鐵質還是會大量排出體外，因此我建議服用營養補充劑比較有效。

總的來說，建議女性朋友不論現在是否有貧血反應的症狀，都應該積極補充鐵質。因為每個月的生理期都會在無形中流失大量鐵質。防患於未然，只要積極補充預防，就能免於易斷髮、指甲脆弱、精神不濟等缺鐵問題了。

對症營養補充餐9

可補充鐵質，對骨骼又有益

鹽炒牛肉小松菜

材料（兩人份）

牛肉（請選用腿肉等脂肪較少的部位）——200克

小松菜——1/2把

大蒜——1片

菜籽油——1小匙

鹽、胡椒——少許

作法

1. 小松菜切成五公分的段狀；大蒜切成薄片；牛肉切成方便食用的大小。
2. 菜籽油倒入平底鍋中加熱，放入大蒜。蒜香溶入菜籽油後，放入牛肉熱炒。牛肉炒熟後再放小松菜。
3. 炒到小松菜變軟，灑上鹽和胡椒調味，即可享用。

專欄二

將來想要小孩的人，請積極攝取鐵質

在我主辦的座談會或「丸之內保健室」裡，要是有打算懷孕的婦女，我都會建議她們先攝取鐵質，因為鐵質對懷孕和生產的重要性，難以估計。

初生嬰兒體內的鐵質含量，和母親體內的鐵質含量呈正比。換句話說，母親有貧血問題的話，寶寶生下來也會有貧血問題。

除此之外，貧血婦女生下來的嬰兒，不光是儲鐵蛋白質不足，就連協助骨骼發育不可或缺的維生素D也很有可能缺乏。各位還記得維生素D嗎？就是在骨骼的章節裡提到的，那種曬太陽就會生成的維生素。

最可怕的是，維生素D不足會引發骨骼畸形的「佝僂病」。這種病例目前在兒童之間有急速攀升的趨勢，尤其奉行素食主義的女性，她們生下來的小孩很容易罹患此一疾病。所以母親懷孕前的飲食，對胎兒有很大的影響。

懷孕前鐵質不足也會影響胎兒。因此，有打算懷孕的人，或者現在不打算懷孕，但未來想要有小孩的人，都請務必積極攝取鐵質。

女性懷孕時，血液的總量會增加一・五倍，如此，鐵質就更容易匱乏了。由於女性在生產時會大量出血，即便儲鐵蛋白質高達四十幾的人，在生產後也只剩下十左右（註：儲鐵蛋白質的單位是ng／ml）。誠如前面所述，日本女性的儲鐵蛋白質平均只有二十二。

總的來說，貧血對剛出生的嬰兒和母親都會帶來很大的傷害。

因此，首先必須讓身體徹底恢復才行。在全身需要氧氣的時候，萬一血液的營養不足，身體是難以康復的。偏偏母乳又要持續分泌下去才行，母乳也是血液生成的，生成母乳同樣會消耗血液。貧血的症狀長期持續下去，就會感到照顧寶寶是很大的負擔。再者，鐵質不足會使精神狀況惡化，容易引發產後憂鬱症。人生中本該幸福無比的育兒時光，轉眼就會變得非常痛苦。因此無論如何，身為一個母親絕對需要充足的鐵質。

攝取維生素D，可預防子宮疾病

前面提過，女性最好食用肉類和魚類來補充鐵質。若是為了子宮保健，我強烈建議各位食用魚類。因為魚類含有大量的維生素D。換言之，魚類可以同時補充鐵質和維生素D。

維生素D是骨骼不可或缺的營養，也就是曬日光才會生成的維生素。而維生素D在女性體內，有培育卵巢濾泡的功能；卵巢濾泡相當於儲藏卵子的袋子。想提高懷孕機能的女性，最好多多攝取。

另外，維生素D還能改善月經週期長短不一、PMS（經前症候群）、排卵障礙等問題。

維生素D足夠的女性，罹患子宮肌瘤的風險比不足的人少了百分之三十二；而一天在外一小時以上的女性，罹患子宮肌瘤的風險也少了百分之四十。換言之，若早上吃條鮭魚（攝取鐵質），下午到露天咖啡廳喝杯茶（製造維生素D）就可以保持子宮健康了，何樂而不為呢？

遺憾的是，二十多歲到三十多歲的女性，有百分之九十五的人，其吃的魚不夠。根據我們的研究顯示，有些女性實際年齡三十多歲，卵巢年齡卻已四十多歲，而這種人多半也有維生素D不足的現象。

在懷孕過程中缺乏維生素D，有可能罹患胎兒成長不全的「不育症」。因此，多吃魚類、多曬太陽對女性的身體而言是件好事。雞蛋和菇類也含有維生素D，只是沒有魚類這麼豐富就是了。

多吃海帶芽，可保護甲狀腺健康

有越來越多年輕女性，患有「甲狀腺異常」。甲狀腺一有問題，會擾亂心跳和脈搏，光是坐著不動就跟跑完整場馬拉松一樣，難以過上正常的生活。**舉凡過於疲勞、胖瘦與食量不成比例、月經週期混亂，都有甲狀腺異常的可能。**

甲狀腺荷爾蒙的主原料是碘。海藻中有大量的碘，自古以來就是日本飯桌上的家常菜，因此日本人很少缺乏碘。許多沒有大海的內陸地區或國家攝取不到海藻，因此，碘被視為全世界最缺乏的三大營養素之一。

但有一點要注意的是，碘攝取太多也會導致異常。最該小心的是昆布，在所有海藻中昆布的碘含量最高，每周吃三次以上的話，會增加停經後罹患甲狀腺癌的機率。與此相對，海帶芽就沒有這樣的顧慮。

缺乏維生素B容易疲勞

前面曾提到，鐵質不足容易疲勞。除了鐵質不足外，「疲勞」還有另一個原因，那就是維生素B群不足。剛才我們說鐵質是體力的根本，其實維生素B群也會從不同的層面影響身體。因此，請把維生素B群視為啟動能量的關鍵營養素。因為要將碳水化合物、蛋白質、脂肪轉換成能量，維生素B群是不可或缺的。**假設三大營養素是汽油，那維生素B群便是車子的鑰匙了。沒有維生素B群，車子的引擎便無法發動。**

既然稱為維生素B「群」，就代表維生素B有分B_1、B_2、葉酸等八大種類。每一種都有將不同營養素轉化成能量的功能。

其中與疲勞特別有關的，是把醣類轉換成能量的維生素B_1。缺乏維生素B_1，攝取的醣類就會變成疲勞物質，無法轉換成能量，疲勞感也就會越來越強。

一般人容易缺乏維生素B_1，尤其職業婦女的缺乏率更高達百分之九十五。而且許多女性攝取的卡路里，有百分之十五來自缺乏維生素B_1的零嘴和酒類。這些食物無法轉換成能量，只會變成脂肪和疲勞物質，形成越吃越疲勞的惡性循環。因此營養飲料之中，常會搭配維生素B群。

另外，八大維生素B群有相輔相成的作用，欠缺任何一種整體效果都會變差。換句話說，攝取所有的維生素B群是最有效的。富含維生素B群的食物，主要有貝類、豬肉、胚芽米、糙米等。

多吃貝類，可改善肩頸、眼睛疲勞

肩膀僵硬、腰痛、眼睛痠是疲勞的常見症狀。這些是屬於「肌肉性」的疼痛，而這種疼痛跟鐵質不足（亦即氧氣不足）的疲勞感又不一樣。

肌肉中有所謂的末梢神經，從大腦到脊髓，遍及四肢，負責在體內傳遞訊息。肩膀僵硬、腰痛、眼睛痠等症狀，都是在末梢神經受損時發生。而末梢神經受損的原因之一，就是長時間保持相同姿勢，肌肉太過僵硬的關係。也就是說，文書工作很容易引起這種狀態，僵硬的肌肉會傷害到末梢神經。

維生素B群是修復末梢神經必要的營養素。剛才也說過，貝類、豬肉、胚芽米、糙米等食物含有大量維生素B群。三明治或義大利麵等食物的配菜較少，維生素B群並不足夠，吃那些東西只會使疲勞惡化。因此，我建議久坐辦公室的人多吃貝類或豬肉，有助改善肩膀、腰部、眼睛的疲勞。

另外，**有時候「疲勞」會進一步惡化成「疼痛」。要改善這個問題，特別需要維生素B群中的維生素B_{12}**。體內有充足的維生素B_{12}，就不容易感到疲勞；而維生素B_{12}又被稱為「記憶力的維生素」，如果你有肩膀痠痛、眼睛疲勞、手腳刺痛、健忘等自覺症狀，則極有可能是缺乏維生素B_{12}。

此外，維生素B_{12}不足的人，都有一個共通點。那就是他們的飲食風格很接近素食，維生素B_{12}和其他維生素B群一樣，大多包含在肉類或魚類當中。有越來越多人不吃動物性蛋白質，早上光吃蔬果，中午只吃沙拉。這樣的飲食習慣，對健康是不好的。

最適合攝取維生素B_{12}的食物，莫過於蜆和蛤等貝類。

我個人就很常食用，如果是冷凍包的話，不需要熬湯頭直接就能煮成味噌湯了，做成義大利燉飯也很容易。一般餐廳也多半有賣白酒蛤義大利麵或酒蒸蛤肉。總之，感到疲勞時就多吃貝類吧！鐵質和維生素B_{12}都包含在相同的食物裡，有積極食用鐵質的人，自然會攝取到維生素B_{12}。

油性膚質者，多半缺乏維生素B群

容易長青春痘的人，可能也缺乏維生素B群。有的人或許沒長青春痘，卻也苦於額頭冒出油光，對吧？這種油性肌膚，是脂肪的新陳代謝不順暢所致。

維生素B群負責將醣類和脂肪分解成能量。若是油性肌膚，代表本該被當成能量燃燒的脂肪，因為維生素B群不足而無法化為能量，於是就冒出肌膚了。

維生素B群之中，能將脂肪轉換成能量的是維生素B_2，很適合用來改善油性肌膚，又稱為「美容維生素」。另外，將蛋白質轉換成能量的是維生素B_6，這兩種維生素常被用在營養飲料和改善肌膚問題的營養劑中。由此可見，維生素B群是美容保養不可或缺的維生素。

我們需要維生素B群，以免吃下肚的營養化為脂肪。

依照我們的調查，苦於肌膚問題的女性常有愛吃烤肉的傾向。並不是烤肉對皮膚不好，而是吃下肉類後，被人體大量吸收的脂肪無法分解。前面有提到，肉類含有豐富的維生素B群，但有些部位的含量稀少，因此請搭配食用維生素B_2豐富的心、肝等內臟，一起食用吧！

此外，還有一點要注意的是，肉類的消化時間較長，容易使腸內環境惡化。吃肉的時候，記得要多吃發酵食品和蔬菜，例如：韓式燒肉就很理想，搭配維生素B_2豐富的海苔，或是包著蔬菜和泡菜食用，這種吃法對肌膚有益，會使其自然產生彈性和光澤。

事實上，腸內細菌也能生成維生素B群中的葉酸、生物素、維生素B_6和維生素B_2；嬰兒的肌膚滑嫩，就是因為腸道環境健康，能自行生成大量維生素B群的關係。「想擁有美麗的肌膚，要先從腸內環境做起」這句話就是從這個道理來的。腸內環境優良的話，腸內細菌會自動生成有益肌膚的營養素，為此，請務必利用益生菌調整腸內環境。

胃酸分泌過多時，請補充維生素B群

看到這一個章節，各位應該知道肉類和魚類是充滿營養素的重要食物了吧？在此，我將告訴你如何有效吸收肉類和魚類的維生素B群。

相信各位都知道，營養的吸收率取決於胃部的狀況。其中維生素B群的吸收率，特別容易受到胃部健康好壞的影響。而最容易受影響的，是製造血液的營養素，亦即製造紅血球的葉酸和維生素B_{12}。除了維生素B群以外，鐵質的吸收率也會被胃部的狀況影響。鐵質生成的紅血球，將氧氣運至四肢，消除身體的疲勞。沒有吸收到這些營養，就等於無法消除疲勞。

胃酸分泌有問題的人，對這三種血液營養素的吸收率並不高。舉例來說，有胃炎的人對維生素B_{12}的吸收率，只有常人的三分之一。換言之，胃部虛弱的人，很難吸收到製造血液的營養。為此，胃弱者需積極攝取B群。

「空熱量」是造成疲勞的主因

維生素B群中，負責將醣類轉換成能量的是維生素B_1。這是生成能量不可或缺的營養素，所以又稱為「元氣維生素」。營養飲料和點滴之中也含有維生素B_1，具有恢復疲勞和養顏美容的效果。

根據我們的調查，女性最缺乏的營養素就是維生素B_1了。

大正時代，日本有一種俗稱「腳氣病」的國民病肆虐，奪走了許多人的性命。原因是當時的人只吃白米，以為那是富貴的象徵。過去人們食用的麥飯含有維生素B_1，當人們不再食用麥飯後，就無法將白米的醣類轉換成能量。事實上，腳氣病就是「世界五大維生素缺乏症」的其中一種。

在現今的日本，這種疾病在單身的老人之中也有增加的趨勢。從這點我們可以知道，攝取大量醣類卻沒有維生素B_1是多可怕的事情了。

時下的職業婦女攝取的卡路里，有百分之十五來自甜點和酒精。這些東西又稱為「空熱量」，顧名思義就是「空的卡路里」。**當中雖然含有大量醣類，卻幾乎沒有維生素和礦物質**。因此，缺乏維生素B_1等營養素，這些東西吃下肚只會變成脂肪和疲勞物質。

最糟糕的是，有百分之九十五的女性缺乏維生素B_1，也難怪食物無法轉換成營養，身子當然越來越疲勞了。

話雖如此，只要在喝酒的時候，將卡路里或醣類代謝掉就沒問題了。常言道，喝香檳要配牡蠣，喝日本酒要配毛豆，這是有道理的。有些下酒菜的營養素能將卡路里轉換成能量，因此，喝酒時搭配那些下酒菜就行了。然而，這樣一來會增加飲酒量，到頭來過多的卡路里還是會變成脂肪和疲勞物質，所以下酒菜也不能過量食用。

人體無法生成維生素B_1，必須從飲食中攝取

肉類之中，含有大量維生素B_1的是「豬肉」和「鴨肉」。鐵質不足的女性最好食用「牛肉」，維生素B_1不足的女性則適合「豬肉」和「鴨肉」。另外，在煮米飯的時候加入一些雜穀或麥子，能更輕易攝取到維生素B_1。另外，由於納豆含有大量的維生素B_1，因此雜穀搭配納豆一同食用，即可補充到更多的維生素B_1。

有些人可能覺得雜穀吃起來口感不好，這種人我建議他們吃「金芽米」。所謂的金芽米，是以新技術精製的米飯，留有一公釐厚的營養外皮。外觀和口感無異於一般的白米，營養價值卻非常高。由於維生素B_1無法儲存體內，為了每日的健康，我們應該三餐平均攝取才是。

吃豬肉配蔥或大蒜，能避免營養流失

在攝取維生素B_1的時候，有一件事必須知道：維生素B_1是水溶性的維生素，吃下肚會很快排出體外，所以每一餐都要食用。此外，還有一個方法能長期保留維生素B_1，那就是連同蔥或大蒜一起食用。**蔥或大蒜的味道來自蒜頭素，蒜頭素碰上維生素B_1會形成蒜塞胺，長期滯留於體內。**蒜塞胺對恢復疲勞十分有效，營養飲料也是受到這種物質啟發才開發出來的。

以前的人很懂得搭配各種食物，例如：生薑炒豬肉、蔥鴨蕎麥麵、肝炒韭菜等，以上這些都是能攝取到維生素B_1，又能充分發揮營養功效的菜色。

吃外食也是一樣的道理，如果去吃烤肉就添加「蔥鹽醬」，去家庭餐廳就點「蒜味牛排」或「生薑豬肉」，麵包的話不要選精製小麥烘焙的普通麵包，要選用胚芽麵包。至於麵條，不要吃烏龍麵，要吃蔥鴨蕎麥麵，然後加一些調味用的蔬菜或香料。只要記得一點：維生素B_1是要「搭配醣類一起吃的」，才能發揮營養作用。順帶一提。碳水化合物和維生素B_1一起攝取，醣類就會轉換成能量，不用擔心肥胖問題，且又能預防身體老化的「糖化作用」；關於這一部分，我們在之後的章節會再詳述。

對症營養補充餐10

改善肩膀、腰部、眼睛不適

花蛤巧達清湯

材料（兩人份）

花蛤（洗淨）	120 克
白葡萄酒	2 大匙
洋蔥（切成顆粒）	1/2 顆
鹽、胡椒	少許
橄欖油	1 小匙
法式清湯	200 毫升
豆漿	200 毫升
香芹末（選用）	少許

作法

1. 花蛤和白葡萄酒倒入鍋中加熱，待蚌殼打開後取出。
2. 在步驟一的鍋中倒入橄欖油，熱炒洋蔥，加入法式清湯熬煮七到八分鐘。
3. 待蔬菜變軟後，加入步驟一的花蛤和豆漿熬煮三分鐘。煮好後倒入器皿中，以鹽和胡椒調味、灑上香芹即可。

吃「早餐」能改變人生

早餐、午餐、晚餐，一天之中最重要的究竟是哪一餐？

答案是「早餐」。

可惜根據我們的調查，發現了一個驚人的結果，二十多歲到三十多歲的職業婦女，大約有四成的人，沒有吃早餐的習慣。

我們再調查那些只吃午餐和晚餐的婦女，發現她們有（一）體脂肪率過高；（二）骨質疏鬆；（三）肌肉量稀少；（四）苦於疲勞、畏寒、精神不適等問題。由此可見，這四大問題是沒吃早餐所造成的。

除了這四大問題以外，舉凡糖尿病到憂鬱症，也可能是沒吃早餐引起的。此外，最新的調查研究已顯示，沒吃早餐的人其年老後有腦部萎縮的風險。反之，有吃早餐的人身材苗條、健康、收入較高，其他各方面的身心狀態都會比較好。

為什麼吃早餐對身體有益呢？

原因在於吃早餐可以讓我們的「生理時鐘」正常運作。

人體會配合生理時鐘控管自律神經、體溫、血壓、荷爾蒙分泌等每日活動，而修復身體的時間、清醒的時間、就寢的時間也由生理時鐘決定。這個時鐘只要按照地球時間運作，就不會對身體造成負擔。但生理時鐘一混亂，身體就會搞不清楚時間，無法進行維持身體健康的活動。

生理時鐘大致上是以一天二十四小時為週期運轉，每個民族的一天長短各有不同。例如：美國人的生理時鐘，一天是「二十四小時十一分鐘」，日本則是「二十四小時十分鐘。」

意思是日本人正常生活，每天生理時鐘和地球時間相差十分鐘左右。一個禮拜就等於差了七十分鐘，一個月就是三百分鐘（五小時），一年則是三千六百分鐘（六十小時）。

而這也就是所謂的「時差倦怠」了。

普通正常生活都會有時差倦怠了，更遑論不規則的生活了。時差倦怠是很痛苦的事情，會引發強烈的睡意、身體疲累、頭腦不清醒等症狀。若一整年都持續這種狀態，人會很容易疲勞，集中力越來越差，並且打亂荷爾蒙平衡。實際上，肥胖、糖尿病、憂鬱症、失眠都跟生理時鐘失調有很大的關係。

即使我們不做任何事情，生理時鐘也會自動產生偏差，但有一個方法能夠每天調回來。那就是「晨光」和「早餐」了。

吃早餐可以重新設定生理時鐘，讓身體配合外部時間清醒過來，如此一來就不會產生「時差倦怠」，一整天都會活力十足。

生理時鐘紊亂，身體當然不健康

剛才說過，「晨光」和「早餐」是啟動生理時鐘的關鍵。其實這兩者各有一個生理時鐘，也就是說，我們體內共有兩個生理時鐘。一個在腦內，稱為「主生理時鐘」；另一個在全身細胞內，稱為「末梢生理時鐘」。

在腦內的生理時鐘，是由「晨光」所啟動。旭日東升後去曬太陽，大腦的主生理時鐘就會開始運作。因此把握早上的晨光，腦內會分泌一種稱為血清素的荷爾蒙，它是帶給人們幸福感的「快樂荷爾蒙」。這種荷爾蒙能幫助人們舒服地清醒過來，自古以來就有「天氣好心情也跟著好」的說法，這是有道理的。

相對的，潛藏在全身細胞裡的末梢生理時鐘，是在吃早餐的時候運作。也就是要從外部攝取「物體（固態物體）」才會啟動。

大腦和身體的生理時鐘不同，只曬太陽無法啟動身體的生理時鐘，必須確實攝取早餐，腸子和腎臟才會試圖排泄，生理時鐘也才能規律地運作。因此切記，**「晨光」和「早餐」一樣重要。有了這兩個要素，體內的兩大生理時鐘即可重新設定，配合外在的時間運作。**

根據資料顯示，像空姊或護理師這類工作時間不固定的人，或是執夜班的人都有易於肥胖的傾向，這也是「生理時鐘失調」造成的。換言之，會產生下面的惡性循環「生理時鐘二十四小時沒有重調→時差倦怠的身體無法清醒→儲藏脂肪的蛋白質分泌出問題（稍後說明）→變成易胖體質」。

由此可知，每天都吃早餐是非常重要的事情。現在沒有吃早餐習慣的人，也許認為每天吃早餐根本辦不到對吧？試著一開始先吃點優格或水果也好，因為吃早餐的好處不光是攝取營養，還有啟動體內的生理時鐘的作用。

早餐攝取「蛋白質」，可提高生活品質

說到吃早餐，也不用準備豐盛的三菜一湯。前面也說過，沒時間的人吃一根香蕉或一小罐優格也沒關係，總之不要什麼都不吃。不管你睡多晚或多沒食欲，為了啟動荷爾蒙分泌和提升體溫，最好還是慢慢培養吃早餐的習慣。

另外，有一點請各位不要忘記，那就是「食用蛋白質」。剛才說過早上要吃點東西，身體的末梢生理時鐘才會啟動，而攝取蛋白質的效果尤其顯著。

再者，誠如之前的說明，早上攝取蛋白質有很多好處，例如改變身上的肌肉量，或是不容易疲勞等。

早上有些很好入口的蛋白質，好比優格、起司、柴魚、鮪魚、魩仔魚、明太子、雞蛋等。利用周末的時候去一趟超市，買回一個禮拜的分量放在冰箱裡，就不用擔心早上沒有時間了。

我們在「丸之內保健室」都推薦大家吃納豆吐司。就是把吐司烤成金黃色，再放上用醬油調味的納豆和一片海苔，早上繁忙的時候也能輕鬆做好，味道非常棒，值得各位一試。另外吐司加煎蛋也不錯，雞蛋是營養很全面的蛋白質，事先有煮白飯的話，做一道雞蛋海苔拌飯更好。

最近流行早餐吃果昔，但只有蔬菜和水果的果昔缺乏蛋白質，營養不均衡。建議不妨在果昔內加一些優格、豆漿、豆腐等，補充蛋白質。

只是，冬天我不建議大家飲用果昔。

應該說，冷飲本身對身體不好，不論什麼季節都應該少喝。果昔是歐美傳來的飲料，歐美人的平均體溫將近三十七度，跟日本人比起來較不畏寒。所以他們冬天和夏天，都能一大清早喝冰涼的果昔。

相對的，研究發現一部分的日本人含有「畏寒的基因」；擔心體質太陰寒的人，早上還是不要喝果昔吧！

早餐多吃魚，消除時差倦怠

在此，有一項很棒的食物，非常適合在早餐時食用，那就是「魚」。魚能幫助生理時鐘正常運作，消除「時差倦怠」。尤其執夜班的人、每天早上起床時間不定的人、熬夜的人、難以自行調整生理時鐘的人，都可以借助魚的力量。**對於空姐、護士、頻繁出國的生意人，我都會建議他們食用魚類來消除時差倦怠**。

「旅館的早餐」是最理想的菜色，一般都有魚，還有大豆製成的味噌和納豆，能攝取到豐富的蛋白質，很適合拿來調整生理時鐘。若沒辦法每天早上準備這些菜色的人，灑上鮭魚鬆或柴魚鬆亦可。愛吃西餐的人建議食用鮪魚吐司或鮪魚沙拉。另外，魚類會促進控制血糖的荷爾蒙機能，增加一種瘦身荷爾蒙，抑制生理時鐘混亂所導致的體脂肪上升。換言之，早餐吃魚，不但可以調整生理時鐘，還能減少脂肪囤積，好處多多。

對症營養補充餐11

調整生理時鐘，快速恢復活力

鮭魚鬆蛋餅

材料（兩人份）

雞蛋	4 顆
鹽、胡椒	各少許
橄欖油	2 小匙
鮭魚鬆（或鮪魚罐頭）	4 大匙
卡芒貝爾起司	30 克
生菜葉或芽菜	適量

作法

1. 將雞蛋打成蛋汁，加入鹽和胡椒攪拌均勻。
2. 橄欖油倒入平底鍋加熱，加入步驟一的蛋汁並攪拌均勻。待蛋汁半熟後，灑上鮭魚肉鬆和切成薄片的卡芒貝爾起司。
3. 以文火加熱一到兩分鐘，等起司溶化就可裝盤。最後放上生菜葉或芽菜，灑上適量胡椒，即可享用。

對症營養補充餐12

改善輪班工作的疲勞感

雙魚酪梨蓋飯

材料（兩人份）

鮪魚罐頭	2 罐
酪梨	1 顆
魩仔魚	40 克
醬油	2 小匙
海苔	適量
胚芽米煮成的飯	2 碗
芥末、柚子胡椒	適量

作法

把所有材料放在米飯上，灑上醬油即可。可隨個人喜好添加芥末或柚子胡椒。

※由於酪梨質地較軟，建議切半後用湯匙直接放在米飯上，比較方便食用。

晚上少吃絞肉，避免消化不良

早餐要吃得下，重點就在於「晚餐時間」。而晚餐的內容重點，在於要思考如何讓胃腸好好消化，以免隔日重要的早餐吃不下。吃不下早餐的人，多半很晚才食用晚餐。

最好的辦法，就是不要在早上的時候消化不良。換言之，要讓食物在晚上全部消化完畢。因此，有以下幾個重點，需要請大家特別留意。

首先，肉類所需的消化時間最長。尤其脂肪多的部位，比紅肉更花時間，絞肉或肋排就是如此。因此，燉肉或漢堡排之類的菜色，盡量不要太晚才食用。另外，奶油要花十二小時才能消化完畢，為此，麵包類或法式料理也不適合在晚上食用。話雖如此，這些時間純粹是參考基準，還是必須依照每個人的消化能力而定。要是各位深夜吃肉，隔天早上同樣食欲旺盛的話，那麼晚上吃肉也沒關係的，這是胃部強健的最好證明。反之，**胃部虛弱的人請在中餐吃肉，晚餐請選擇容易消化的食物**。

其次，消化時間也很長的是魚類，再來是雞蛋和大豆類。碳水化合物的消化速度快，比碳水化合物消化更快的則是水果。

因此，若是晚上九點以後才有時間吃晚餐的人，我建議吃雞蛋雜炊、納豆拌飯、茶泡飯等柔軟的食物，消化比較快。萬一深夜真的很想吃肉，請選用脂肪較少的肉類。

此外，深夜回家肚子餓的時候，食用優格、蔬菜湯等食物，不僅營養價值高，又不會造成消化不良的問題。

養成吃早餐的習慣，自然不怕冷

苦於「畏寒」的人，其實，只要養成吃早餐的習慣就能輕易改善。體溫是「活動身體」所產生的。所謂的活動又分為兩種，一是走路或工作產生的熱能。另一種則是「食物進入胃腸，被胃腸消化」所產生的熱能。

首先，吃下早餐後會產生消化食物的熱能，這種熱能稱為DIT（飲食生熱效應）。**意思是吃飯的次數較多，提升體溫的機會也較多**。另外，早上起床後，準備出門和走路等活動身體的行為也會產生熱能。這兩種熱能對身體來說都非常重要，要維持一日活動就不能缺少這兩種熱能，只有其中一種也不足夠。

沒吃早餐的話，動作稍微停下來就會失去熱能。原則上，吃下早餐要花三小時消化，這段時間身體會自動生熱。身體一旦冷卻，要再次升溫是很麻煩的，就算吃下午餐都很難升溫。因此，有畏寒問題的人，請務必吃早餐。

肌肉量增加，就不怕冷

想解決畏寒的問題，需要肌肉和適當的脂肪。為什麼呢？因為肌肉有生熱作用，脂肪則有保溫效果。不怕陰寒的人，通常基礎代謝率較高。提高基礎代謝率的方法，就是三餐攝取足夠的蛋白質和卡路里，並從事適度的運動。

這世上沒有神效的治病魔法，但有幾條值得遵守的簡單規則：**「攝取營養的三餐」和「進行適度的運動」，即可強健筋骨，不再受畏寒的毛病所苦。**

當體溫維持在較高的狀態時，代表血液循環良好，營養和氧氣能傳遍全身四肢。一旦所有細胞獲得充分的血液時，必要的養分就能安全送達，不必要的代謝物也能順利排出，進而達到消除水腫、保養肌膚、預防橘皮等美容效果。此外，增加腿部肌肉，也能有效解決畏寒的問題。加強小腿的「肌肉壓縮作用」，身體就不容易水腫了。而腿部肌肉較多的人，其卵巢機能也比較高。因此，請積極增加腿部肌肉，以下就介紹能輕易增加腿部肌肉的方法。

◎深蹲：增加下盤肌肉的方法

一、雙腳打開略比肩寬站立。腳尖向外打開三十度左右，呈外八字。

二、臀部向下蹲，膝蓋不要超過腳尖，膝蓋要和腳的食指同方向，要有臀部向後收的感覺。

三、深呼吸，有節奏地重複這個動作五到六次，一天做三組。

◎踮腳：增加肌肉壓縮作用的方法

一、雙腳併攏，立正站好。

二、腳跟慢慢上抬。

三、之後，緩緩降下腳跟。

四、重複十到二十次，一天做兩到三組。

體溫上升可促進基礎代謝率，健康瘦身

「體溫」上升後，基礎代謝率也會跟著提升。

各位知道自己的平均體溫嗎？調查結果顯示，日本人的平均體溫約在三十六度到三十七度。二十多歲的日本女性，有將近半數平均體溫只有三十六・一度，甚至不滿三十六・一度。這種低體溫不只會引發畏寒和水腫，連內臟脂肪都可能增加，對健康有諸多危害。

低體溫的女性，多半是肌肉量不多的瘦弱婦女。尤其很多是外表看似輕瘦，內臟脂肪極高的隱性肥胖者。為此，請各位務必增加肌肉量，提升自己的體溫，掌握健康的苗條體態吧！

多泡澡，有助排除體內囤積的代謝物

一般認為，畏寒的人保持身體溫暖十分重要，例如：在身上貼暖暖包，或是纏上保暖的肚圍等。不過那只是稍微溫暖身子的應急方法，無法持久。要改善畏寒的問題，關鍵在於「增加肌肉、提高體溫」。

話雖如此，在畏寒症狀改善前，也不要忘了保暖身體。因為身體一旦受寒、受凍，對血液和淋巴循環皆有害。

我想你們一定聽過「橘皮」吧？所謂的橘皮，並不是經過醫學定義的名詞，通常是指「代謝物和皮下脂肪凝結的物體」。

有橘皮的人很可能是畏寒體質，有些人沒有自覺，但確實是畏寒體質。如果發現自己的橘皮增加，請多留意。

由於橘皮和畏寒體質有關，所以身材苗條的人也可能有橘皮。應該說，苗條的人身體容易畏寒，最好多留意為宜。

每個人容易長橘皮的部位不一樣，有人長在上臂，也有人長在大腿或臀部，甚至還有人長在背部和腹部。雖然生長的部位不同，不過多半都是「平常沒有活動到的部位」。跟其他部位相比，這些地方都是肌肉缺乏活動、血液循環不良的陰寒部位。長久下來會累積代謝物和皮下脂肪，形成橘皮。

就連模特兒也常有橘皮問題的煩惱，不過也有少數女性完全沒有橘皮。她們的共通點是，有長期從事芭蕾或體操運動，亦即身體柔軟又充滿肌肉。

這些沒有橘皮的女性有一個共通點，就是在搭飛機或新幹線的時候也不會一直坐著。她們時常站起身來，做一些伸展運動舒緩僵硬的身體。

另外，在就寢前後，也會用同樣的方式避免身體僵硬。意思是她們會增加柔軟度，促進全身的循環。

若不希望代謝物囤積，就要促進「循環」。首先，請養成溫暖身體的習慣，光是養成泡澡、三溫暖、按摩的習慣，即可慢慢暖化陰寒的體質。然而，其中成效最好的，就是泡澡了。但根據資料顯示，有六到七成的日本女性沒有泡澡習慣。

基本上，放鬆和暖化身體，都是讓水分「流通」全身的方法。如此一來，代謝物也容易排出體外了，不容易形成橘皮。

我強烈建議，一整天都坐辦公桌的人，去影印文件或倒咖啡的時候，不妨積極伸展身體，一定會有意想不到的結果。

食用柴魚或魩仔魚，能抑制身體發炎

我們多次解說過肉類和魚類的好處，這裡要再次推薦各位食用魚類。因為魚類有抑制「身體發炎」的功效。

身體的炎症是「萬病根源」，也是「老化原因」之一。基本上，**老化的原因有三種，分別是氧化、糖化、炎症**。關於糖化，我們留待下一節的「糖化」說明。至於氧化，前面有提到多攝取「抗氧化物質」即可預防。

疾病相當於大型的炎症，就算沒有這麼嚴重，人體也經常有輕微的炎症發生，這就是人們老化的原因。

而魚類含有的DHA和EPA可抑制炎症。尤其青背魚的含量特別多，因此請多吃青背魚的壽司或生魚片，或是常備柴魚片或魩仔魚，灑在飯上食用。這樣做就很有效果了。

除了魚類，時下流行的亞麻仁油、胡桃、鼠尾草等食品也有DHA和EPA。不僅如此，這些食品還能攝取到α-亞麻酸。看到這裡可能有人會說，自己平常有吃這些東西所以不用擔心。不過有些人的體質，無法將α-亞麻酸轉換成DHA，即使轉換成功比例也不高，為此，吃魚還是最好的選擇。

若擔心魚類遭受重金屬汙染的人，不妨服用含有魚油或Omega-3脂肪酸的營養補充劑。然而某些研究顯示，吃魚和服用營養補充劑的效果不一樣，服用營養補充劑的人還是要以飲食為主才好。養殖魚類的污染風險較低，當然也要看漁獲的產地而定。總之，請不要忘了吃魚的好處。

老化是一種「糖化作用」

「炎症」是老化的原因之一。關於炎症我們前面已說明，再來請看另一個原因「糖化」吧！「血糖值」這個字眼各位應該都聽過才對；血糖值過高對身體不好，理由是血糖急速上升會導致身體糖化。

所謂的糖化作用，是指體內的蛋白質糖化。當透明柔軟的膠原蛋白（由蛋白質生成的）變成茶色粗糙的焦狀固體時，就是「老化物質」了。

最遺憾的是這樣形成的**老化物質，無法排出體外，會永久積蓄在體內，妨礙身體的正常機能，導致身體越來越衰老。**

而血糖急速上升的原因，就是食用醣分過高的食物。例如烏龍麵、麵包、拉麵、薯條的醣分都非常高。尤其在餓昏頭的狀態下食用，上升得更加迅速。所以沒吃早餐的人，如果在中餐食用這些東西，血糖值會高得嚇人。這種容易提升血糖的食品，稱為「高GI食品」。

GI值是測量血糖上升速度所得到的數值，高GI食品顧名思義，是指大量提升血糖值的食品。反之，不易使血糖上升的食品，稱為「低GI食品」。

高GI食品多半是「白色」食物，例如白糖、糖粉、麵包、烏龍麵、白米、拉麵、麥片等，也就是精製過的食品。食用「碳水化合物＋碳水化合物」的高GI食品組合，是非常危險的事情。例如：烏龍麵配麻糬，或是烏龍麵配飯糰，麵包配砂糖的「菠蘿麵包」等，以上食物組合最好少吃為宜。

然而，只要「確實吃早餐」就避免血糖急速上升。有吃早餐的人，三餐飯後的血糖會呈穩定上升的曲線，而健康的人最高只會升到一百四十左右。反之，不吃早餐的人，午餐和晚餐過後血糖會一口氣飆至兩百（血糖單位是mg／dl）。沒吃早餐血糖值會一直處於混亂狀態，光靠剩下兩餐無法調整回來，血糖會忽高忽低劇烈震盪，到晚上都平復不了。

「倒過來」吃，可延緩老化

剛才說過，健康的人飯後血糖值頂多到一百四十（血糖單位是mg／dl）。一旦超過一百五十以後，身體就會開始糖化了。

糖化作用不限部位，遍及全身。女性有可能卵巢濾泡液糖化，引發生理不順，變成遲遲無法懷孕的體質。根據我們的調查，有月經問題的患者，通常都有不吃早餐的傾向。

因此，請遵照我們前面的建議，早餐吃一罐優格也好。真的沒時間吃早餐的日子，中餐要以肉類或魚類等蛋白質為主，這樣血糖才不易飆升。

想吃麵的話，建議食用精製度較低的「蕎麥麵」。「白米」也屬於高GI食品，話雖如此，只要吃白米的時候慎選配菜就沒問題了，例如：選用低GI的蔬菜、海藻、肉類、魚類等。先攝取含有食物纖維的副菜，接著食用肉類和魚類，最後再吃米飯就能預防血糖值飆升了。

配上滑菇、海帶芽、山菜等食物也不錯。而有些人以為「素烏龍麵＝健康」，這其實是錯誤的觀念。請選用「雜穀米」或「胚芽麵包」等非精製食品。

另外，想知道自己的血糖狀態，不妨去做健康檢查，調查一下血液項目的「HbA1c（糖化血色素）」。

瞭解糖化血色素，能幫助我們掌握自己過去一兩個月的血糖值。不滿百分之六．二就沒問題，這個數字太高或是持續上升，就代表糖化的傷害越來越大，請注意自己食用飯菜的順序，重新審視自己的飲食，並留意食物的GI值。

食用「午後點心」可預防老化

此外，我也建議各位食用「點心」來預防身體糖化。

要保持血糖平穩，就不要忍耐到「過度饑餓」的狀態。在早中晚三餐之間，安排一段點心時光，即可抑制血糖飆升。這種古人的智慧，自有一番道理。

然而，不可以吃甜食當點心，請吃有營養的東西，例如：優格、海藻零嘴、堅果等富含食物纖維，又不易使血糖上升的低GI食物。

此外，選用富含鉀的乾果，或富含鎂的海藻零嘴，不但能預防血糖飆升，也有改善水腫或便祕的功效。

「大豆製品」能減少糖化反應

就算吃了早餐可避免血糖升高，但外食多半還是高GI食品，所以請各位再下一道功夫。這道功夫就是前面說過的，搭配「低GI食品」一起吃。

吃烏龍麵的時候，請搭配海藻、蔥、菇類、山菜等富含食物纖維的菜色。至於拉麵這種不好搭配的食物，請先吃下蔬菜或海藻；或者，事先單點小盤的沙拉或海藻類吃進肚子裡，也能避免血糖飆升。

記住，口訣就是「蔬菜海藻加麵條，食物纖維免煩惱。」

如果晚上有酒會，建議早餐或中餐食用低GI食品的納豆或無調整豆漿。

為什麼呢？**這又稱為「次餐效應」，亦即在前一餐吃下這類食品，可以緩和血糖的上升速度**。具有次餐效應的主要食物有大豆製品，以及鷹嘴豆、小扁豆等豆類。不喜歡豆漿或納豆的人，亦可選用豆子沙拉、豆子湯、大豆營養棒等。

沒吃早餐的日子，不妨在上午喝一杯豆漿，就能透過次餐效應減緩午餐後的血糖上升。當然，在喝酒的場合點些沙拉、水雲、海藻沙拉、羊栖菜、醃菜來食用，也有很棒的效果。

總的來說，想要避免血糖值快速飆升，重點就是每餐前先食用低GI的豆類食品，既能增加飽足感，又能平穩血糖值，一舉兩得。

少吃宵夜，以免罹患糖尿病

基本上，罹患糖尿病的原因，有以下四種可能：

一、沒吃早餐
二、吃太多點心
三、睡眠時間太少
四、不運動

有的讀者大概覺得很意外吧？如果你以為愛喝酒的中年男性才會罹患糖尿病，那可就大錯特錯了。現代女性的生活和飲食習慣，跟上一個世代的女性大相逕庭，我認為大量女性罹患糖尿病的日子，也相去不遠了。

糖尿病是指「胰島素」不足，或胰島素無法發揮作用的狀態。胰島素是血糖上升時分泌的荷爾蒙，會把血液中的糖分運到細胞裡。換言之，胰島素幫助血糖下降，使細胞順利獲得糖分。然而，缺乏胰島素或胰島素機能變差，血糖就會居高不下；這就是所謂的糖尿病。

點心和酒類的含醣量高，一旦食用這些東西就會使用到大量的胰島素。喝酒和吃甜點的過程中，感到口乾舌燥或強烈睡意，正是血糖升高的證據，要小心罹患糖尿病的風險。

對前面四大條件有自覺的人，請於平日養成抑制血糖飆升的習慣。

我推薦各位在晚上七點左右吃晚餐。因此，若是要加班到深夜的人，請先吃晚餐吧！早點吃晚飯對胃部也有好處，是有益無害的事情。

晚餐吃和風套餐是最理想的，有困難的話，到蔬果專賣店或餐飲店買些東西吃也好。例如：購買便利商店的飯糰和沙拉，再買一顆水煮蛋（或溫泉蛋）來吃。這個時間先吃上一頓，到深夜也不會太饑餓，到時候再喝點湯品或味噌湯就夠了。

晚上完全沒時間吃飯的人，不妨食用湯品等含有營養的輕食，蛋白質豐富的優格或布丁都不錯。當你傍晚肚子餓的時候，不要吃餅乾或巧克力這一類沒營養的甜食，吃下這些東西只會會使血糖升高，消耗更多胰島素來分解醣分。

順帶一提，女性懷孕期間可能會有暫時性的糖尿病，稱為「妊娠糖尿病」。這是指懷孕過程中，胰島素將血糖轉換成能量的效力降低，致使血糖異常升高的症狀，彷彿真的罹患糖尿病一樣。罹患妊娠糖尿病的人，日後真正罹患糖尿病的可能性是常人的七倍。

未來，糖尿病不再是男人的疾病了，輕瘦的女性也有可能患病。為此，請養成傍晚吃飯的習慣，以免罹患糖尿病。

專欄三

產品上的「有調整」和「無調整」的差別？

營養價值極高的蜂蜜，是滋潤肌膚不可或缺的食品。

蜂蜜又分為「有調整蜂蜜」和「無調整蜂蜜」，「有調整蜂蜜」置於冬季常溫下，也不會變白結晶化。反之，「無調整蜂蜜」就會變白固化，其實營養就在白色的物體之中。

一般來說「有調整」的食物，GI值比「無調整」的更高。

除了蜂蜜以外，豆漿、砂糖、鹽、小麥、米也有分「有調整」跟「無調整」的類型。在選擇的時候，請盡量購買「無調整」的品項，在血糖和營養層面上都比較好。

睡不好，不妨多早起曬太陽

各位晚上睡得好嗎？

如果你每天早上起床身心舒暢，那就是睡得好了。

不過根據某項資料顯示，日本人的睡眠時間是全世界最短的。紐約和巴黎等大都市的睡眠時間，也比日本高出一個多小時，而且睡眠品質非常高。

另外，我曾經調查過睡眠時間與工作表現的關係。工作表現好的人平均睡眠時間是六小時十二分鐘，而工作表現較差的人平均睡眠時間是五小時五十八分。雖然只差十四分鐘，但不足六小時的睡眠時間，會降低幹勁或工作效率。由此可見，睡眠時間至少要保持在六小時以上，隔天比較不易疲勞。

人體當中，有幾種荷爾蒙對睡眠特別重要；為此，只要能正常分泌這些荷爾蒙就不用擔心睡眠品質差。

這些荷爾蒙分別是「血清素」和「褪黑素」。

血清素又稱「快樂荷爾蒙」，是一種帶給人們幸福感的荷爾蒙。血清素也有幫助大腦甦醒的功效；褪黑素則有放鬆大腦的作用。換句話說，褪黑素是「睡眠荷爾蒙」，這兩種荷爾蒙在正確時間分泌的話，每天都能舒服睡眠、清爽起床。

褪黑素分泌的時間，在血清素分泌後會自動設定好。大約是血清素分泌的十四到十六小時後，意思是我們在清醒的那一刻，睡眠時間就已經決定好了。

在說明早餐的章節中，有說過沐浴晨光是讓大腦清醒的關鍵，其實這時候大腦就會分泌血清素。例如：早上七點曬太陽後分泌血清素，晚上九點或十點就輪到褪黑素分泌了。

不過請各位留意一點，只有早上的太陽能幫助血清素分泌。下午曬太陽，身體也不會分泌血清素。**血清素沒有分泌，褪黑素也同樣不會分泌**。這種狀況持續幾天後，生理時鐘的節奏就會亂成一團，引發失眠之類的睡眠障礙；這就是每五個日本人中，有一人罹患睡眠障礙的原因之一。

至於那些早上沒賴床，晚上還是睡不著的人，首先早上起床後請拉開窗簾，盡量多曬太陽吧！再者，上午多曬太陽有助睡眠，因此，我建議上班族在上班時多走點路，家庭主婦不妨趁著上午去買東西。

請各位記得，「光芒」是影響人類睡眠和清醒的關鍵。順帶一提，睡到八至九個小時的時間太久，反而會增加罹患糖尿病的風險，適得其反。

睡眠品質好，就能減少氧化作用

最新的研究顯示，褪黑素這種安眠荷爾蒙有超強力的抗氧化作用。所謂的抗氧化作用，是指防止身體氧化的效果，而且還有抑制糖化的可能性。也就是說，**褪黑素是廣受矚目的抗老化荷爾蒙，可保身體青春美麗**。

由於血清素分泌後，要過十四小時才會分泌褪黑素。因此請盡量沐浴晨光，讓血清素確實分泌，並養成吃早餐的習慣，幫助生理時鐘正常運作；這就是分泌褪黑素的訣竅。

另外，在睡眠中分泌的荷爾蒙，稱為「成長荷爾蒙」。成長荷爾蒙有幫助骨骼吸收鈣質和保養肌膚的功效，是一種會修復身體日常損害的抗老化荷爾蒙。然而，日夜顛倒的生活會打亂生理時鐘，使這種荷爾蒙的分泌量減半。

換句話說，生理時鐘混亂會減少兩大抗老化荷爾蒙的分泌量，無法預防氧化和糖化，人也就更容易衰老了，因此請好好留意生理時鐘。

此外，根據我們的調查，腸內環境健康的人，睡眠品質也較好。血清素與褪黑素的原料，是蛋白質中的色胺酸，約有百分之九十五在腸內生成。攝取食物纖維和適量的碳水化合物，對腸道是一件好事。也就是說，這跟良好的睡眠品質也有關係。

因此，如果延長睡眠時間有困難，就請調理好腸內環境（詳見八十九頁），達到重質不重量的睡眠時間吧！

決定睡眠好壞的要素在於「光」

有失眠問題的人，建議晚上關燈入浴。在浴室放個蠟燭或間接照明也不錯。更講究一點的話，在地板上安裝自動照明設備，洗完澡後就順著照明進入寢室，並且在沒有點燈的房間內就寢。剛才也說過，睡眠的基本在於光芒，因此晚上盡量不要點太多的燈光。

歐洲都市地區的人民睡眠品質好，在於那些國家「較早入夜」。日本一直到半夜都燈火通明，便利商店也是二十四小時營業。誠如前面所述，血清素幫助人體清醒，褪黑素則幫助人體入眠。然而，持續看到燈火通明的景象，體內很難分泌褪黑素，也就容易失眠了。

此外，睡前兩小時內最好不要看電腦或手機了。萬一睡前還是必須使用的話，請降低螢幕的亮度，或是戴上隔絕螢幕藍光的眼鏡。晚上回家的時候，家中點一盞間接照明就好；吃晚飯的時候，在柔和的橘色燈光下用餐也是一個好方法。

順帶一提，海外有販賣褪黑素的營養劑。經常到海外出差的人之中，也有人在搭飛機時服用褪黑素，以控制「時差倦怠」的影響。只不過，這種東西日本沒有販賣，只好自己想辦法分泌褪黑素了。

喝熱豆漿有助眠效果

之前說過，蛋白質是肌肉和膠原蛋白的原料，當中也含有大量維生素B群，對身體來說是十分重要的營養素。除此之外，蛋白質也是提升睡眠品質不可或缺的營養素。

血清素和褪黑素對睡眠很重要，這兩者的材料是蛋白質裡頭的「色胺酸」。色胺酸無法在體內生成，只能從飲食中攝取；紅色的肉類和魚類，還有大豆都含有大量色胺酸。

早上沐浴晨光也睡不好的人，可能是生成血清素和褪黑素的蛋白質不足。事實上，有些人接受「光療法」照射強光同樣沒有效果，後來也發現是缺乏色胺酸的關係。因此請積極攝取蛋白質來提升睡眠品質，重點在於每餐少量攝取以幫助睡眠。每一餐至少要吃下一個巴掌大小的分量，納豆、烤鮭魚、薑絲豬肉、優格都無所謂，三餐都要有蛋白質才行。

早餐沒辦法這樣吃，或是深夜用餐吃不了這麼多的人，建議在午茶時間飲用優格或豆漿等蛋白質飲料。混合牛奶的奶茶或可可，也算是蛋白質飲料。食用雞蛋製成的布丁（請選擇沒有添加鮮奶油的種類，因為鮮奶油會降低睡眠品質）也是一個辦法。假如還是有困難，午餐請多吃一點，早餐加顆水煮蛋，晚餐添加納豆也無所謂。除了蛋白質以外，**香蕉和酪梨也含有色胺酸，但最好從蛋白質攝取，這樣可以同時吸收到其他胺基酸**。

總之，不妨在失眠的夜晚來一杯色胺酸豐富的熱豆漿吧！以前盛傳喝熱牛奶有益睡眠，但其實很多人的體質喝到牛奶會拉肚子，那是因為牛奶含有「乳糖」的緣故。因此，要攝取乳製品的話，還是選用乳糖已經分解的優格比較好。

留意「隱性咖啡因」以免妨礙睡眠

根據我們的調查，睡眠品質不高的女性，有不經意攝取「隱性咖啡因」的傾向。事實上，很多食物都含有咖啡因，只是我們沒注意到而已。

例如營養飲料，有些人是喝來消除疲勞和養顏美容的。然而，大部分營養飲料都含有咖啡因，喝下去都可能有失眠的風險。

除了營養飲料以外，玉露、番茶、煎茶、烘焙茶（以上皆為日本綠茶）、咖啡、紅茶、烏龍茶等，也含有大量咖啡因。為此，我推薦各位就寢前飲用南非茶、麥茶、黑豆茶、蒲公英咖啡，這些都是沒有咖啡因的茶飲。

此外，最新的研究顯示，含有大量飽和脂肪酸的食品，會降低睡眠品質。例如：鮮奶油、培根、香腸，奶油類的冰淇淋、起酥油等。因此，有失眠困擾的人也請多加留意。

忽然變胖，可能是睡眠不足

長期睡眠不足確實容易發胖，因為，刺激食欲的荷爾蒙會大量分泌，抑制食欲的荷爾蒙則會減少。某項調查顯示，睡眠不足的人每天攝取的卡路里，比普通人多了一千大卡。我們發現，不少失眠者很喜歡吃油膩或醣分高的食物。睡眠不足會降低胰島素調整血糖的功效，形成惡性循環。醣分容易成為脂肪，而增加的體脂肪囤積在內臟，身體也就更容易糖化了。

當你發現自己很想吃油膩的東西，大概就有睡眠不足的問題了。例如：你想去義大利餐廳點一份焗烤飯時，就要特別留意飲食，改吃蕎麥麵或和風套餐吧！

睡眠不足會改變大腦的機制，使你在無形中吃下大量易胖的食品，如果你沒吃很多東西還是發胖，除了留意飲食之外，也請留意睡眠問題，或許是你長期以來一天只睡四到五小時的關係。

談到睡眠，有些人早上難以清醒的原因之一，就是胃部消化不良，沒有暢快的感覺。這種人最好在睡前攝取檸檬酸。檸檬酸在睡眠過程中有恢復疲勞的功效，又能讓我們醒來精神百倍。晚餐吃一些含有醋的食物非常不錯，或是喝下水果醋，有水果風味的水果醋較好入口。不然吃點梅乾，隔天起床保證會覺得神清氣爽。

對症營養補充餐13

改善睡眠品質，神輕氣爽！

炙燒檸香鮪魚排

材料（兩人份）

鮪魚（生魚片）	約 150 克
大蒜	1 瓣
生薑	1 片
萵苣	4 片
甜椒	1/4 顆
小黃瓜	1 根
A：	
醬油	3 大匙
麻油、黑糖	1 大匙
檸檬汁	2 大匙

作法

1. 大蒜和生薑切碎，放入 A 醬汁一起攪拌。
2. 鮪魚放到鍋中，以大火煎至雙面焦黃上色，但不要煎到中心全熟。煎好後泡在步驟一的醬汁中，放進冰箱。
3. 將萵苣、甜椒、小黃瓜切絲裝盤，再擺上切成薄片的鮪魚，淋上少許醬汁即可。

早上多曬太陽，生活自然幸福美滿

血清素又稱為「幸福荷爾蒙」，也是抗憂鬱劑的成分之一。血清素正常分泌，我們才能過上滿足和自信的生活。

前面也提過，必須照射上午的陽光才會分泌血清素。因此，如果上午起不來，或蛋白質不足導致血清素無法分泌的話，莫名憂鬱的情況會經常發生。另外，血清素不足也會引發過食的問題。為此，請各位務必要沐浴晨光，讓血清素確實分泌。而想沐浴晨光有以下幾個方法：

一、移動時，盡量走在沒有遮蔽物的地方。
二、打開房間或職場的窗簾。
三、可以的話，移動到窗邊工作。

許多在紐約工作的女性，包包裡都有裝運動鞋。她們都用走路去上班，增加曬太陽的機會；在露天席或公園吃早餐的人，也多到令人吃驚。美國女性沒吃早餐的人數，也不到日本女性的一半。這種「陽光＋早餐」的健康生活方式，正是她們睡眠品質好的原因。為此，只要注意以上三點，就能提高睡眠品質。

另外，**有時候冬天的情緒比較低落，那是冬季日照時間較少，血清素分泌不足的原因**。為此，有些人冬天有過食的傾向。這就好比熱戀的人很幸福，不會有饑渴的感覺一樣：快樂的情緒會自然抑制食欲。要得到幸福的生活，請重視晨光和蛋白質。

嚼口香糖能分泌血清素

要幫助血清素分泌，除了沐浴晨光以外，還有一個很有效的辦法，那就是從事「節奏運動」。

有些人住在坐南朝北的房子，家中幾乎沒有陽光；或是搭地下鐵通勤，沒有機會在外行走。我建議這些人和值夜班的人使用這個方法：沐浴晨光再加上節奏運動。

所謂的節奏運動，是以一定的節奏，重複某個動作十五到二十分鐘。就算沒有機會曬到太陽，光用這個方法也會分泌血清素。例如：走路、做體操、深蹲等都有效果。

其中，最輕鬆的是嚼口香糖，在哪裡都能做。

各位也許會很驚訝，嚼口香糖也有作用嗎？有的，因為咀嚼本身就是一種有節奏的運動，所以嚼口香糖會分泌血清素。

當然，運動跟抗憂鬱的藥物一樣，都有抑制憂鬱的效果。嚼口香糖和運動則都能提高血液中的血清素濃度。然而，重點在於時間，開始十分鐘以後會分泌血清素，二十到三十分鐘以後達到分泌量的最高峰，再繼續做下去就會降低了。因此，請選擇三十分鐘以內可以做完的運動。

東京的江戶川區有一項區域企畫，教導中老年人舞蹈類型的節奏運動。據說那些中老年人的體內年齡，平均年輕了十到十五歲。

順帶一提，其實遛狗散步三十分鐘，也是很棒的節奏運動。但請不要逞強，重點是每天持之以恆進行，才有效。

睡眠品質好，在睡夢中也會瘦

前面寫過「長期睡眠不足容易發胖」，反過來說，充分享有高品質的睡眠生活，光靠睡眠或許就能預防老化發福。換言之，睡眠也有減肥的作用。這聽起來很像天方夜譚，卻是千真萬確的事實。

睡眠期間消耗的卡路里，大約是六小時三百大卡。健走半小時也才一百大卡，慢跑半小時則是兩百大卡，三百大卡算是不小的量了。為此，好好睡覺就能保持苗條的身材。

然而，這裡的重點在於「高品質的睡眠」，參考前面的章節即可獲得高品質的睡眠，請各位務必嘗試看看。

下午三點吃甜食最不容易變成脂肪

想瘦身的人，切記在下午三點吃甜食最不容易發胖。有一門學問叫「時間營養學」，專門研究營養的攝取時間對吸收率的影響。

在這個研究中，發現有一種叫BMAL1的「儲脂」蛋白質，在不同的時間，這種蛋白質的分泌量也不一樣。

晚上十點到半夜兩點是BMAL1分泌量的最高峰，也就是說這個時間是「最容易發胖」的時間。相對的，下午三點的分泌量最少，也就是「吃點心的時間」。這兩個時間的分泌量差了整整二十倍，所以不想發胖的人，最好在下午三點前吃完甜食。反之，晚上十點到半夜兩點之間，千萬不要吃，那是最容易發胖的時間。越接近深夜，越要食用健康的食品。

根據我們的調查，職業婦女晚上常吃分量多又油膩的食物，例如：漢堡排或油炸食品。在辦公室長時間加班的人，食用的點心也特別多。就算白天和晚上吃的東西一樣，也不要忘記晚上十點後，儲脂蛋白質的分泌量是白天的二十倍。

我個人在晚上十點後，只會食用健康的食物，例如：用板豆腐代替一半米飯的「豆腐茶泡飯」或「蔬菜法式火鍋」、「番茄燴飯」等。

有人看到在三點前可以食用甜點，內心就燃起了希望，對吧？其實**沒有透過晨光和早餐調整生理時鐘的人，在這個時間吃甜食一樣有可能發胖**，為此，無論如何，注意自己的生理時鐘最重要。

而在美容保養方面，常有人說要在晚上十點到半夜兩點之間就寢，因為那是保養肌膚的成長荷爾蒙分泌量最大的時候。事實上這是錯誤的，最近的研究顯示其他時間一樣會分泌成長荷爾蒙。不論何時就寢，在最初三小時內都會分泌。

下午四點後吃鹹食，不易水腫

從傍晚開始，前面提到的BMAL1儲脂蛋白質會開始增加，但我並不是禁止各位在傍晚以後吃東西。

原則上，下午四點以後，是「不易吸收鹽分」的時間。

鹽分攝取過多會引起水腫，就美容和健康的層面來看，最好不要多吃。不過大部分的外食其一餐的鹽分就超過三克，例如：烏龍麵、炒飯、蛋包飯、披薩、搭配紅酒的起司等。而實際上，每天最理想的鹽分攝取量是七克以下。由此可見，外食族的鹽分攝取量，多半都超標。

所以我推薦各位，在下午四點到晚上八點之間食用鹹的食物。這個時間體內吸收鹽分的醛固酮機能下降，稍微吃點鹽分較高的東西也無妨。

納豆，是最好的食療藥

各位大概多久吃一次納豆呢？要均衡攝取維生素B群，納豆是很好的選擇。納豆的維生素B_2，是水煮大豆的十二倍。除了維生素B群以外，當中也含有均衡的營養素，又能攝取到充足的卡路里；超級食品之名，納豆當之無愧。我在早晨忙碌時，也常煮納豆炒飯或納豆麵來吃。如果有人問我最推薦的食物是什麼，我絕對首推納豆。

去超市記得購買納豆。就算是超商便當或超市的現成菜色，只要加上納豆，營養就會變得特別均衡。早餐我也推薦各位食用納豆。

另一項推薦的食品，則是日本甘酒。

日本甘酒幾乎網羅了所有必要的營養素，而且易於消化吸收，非常適合身體不適的時候飲用。當中含有幫助消化的酵素，在壓力大胃腸不好或沒食欲的時候，飲用日本甘酒極為有益，甚至被喻為「飲用點滴」或「飲用美容液」，有調理腸內環境和養顏美容的功效。

但請注意選購沒有添加砂糖，只有純米麴甜味的種類。包裝上都會標示有沒有添加砂糖。另外，甘酒製成的甜點也能當成點心補充營養。然而，日本甘酒會導致血糖上升，因此不要在空腹的狀態下飲用，最好配合其他食物一起食用。

「牡蠣」是食物，也是營養補充劑

提升新陳代謝機能，是擁有漂亮肌膚、指甲、頭髮的訣竅。而代謝轉換也會完全消除青春痘或蚊蟲叮咬的疤痕。

在所有的營養素中，「鋅」是提升新陳代謝機能最重要的東西。因此，青春痘疤痕遲遲無法消退的人，或是指甲有白斑、肌膚乾燥的人，都很有可能是缺乏鋅的關係。牛肉含有鋅，但含量最高的是「牡蠣」。為此，請把握牡蠣盛產的時節，多吃一些吧！

女性一天食用三到四顆牡蠣，即可滿足所需，當然這也要看牡蠣的大小。牡蠣的其他營養價值也相當不錯，當你發現自己長期營養不足或失調，請務必食用。

除了鋅，牡蠣中也富含有益肝臟健康的牛磺酸，因此，之後和好姊妹聚餐時，不妨一起去吃牡蠣吧！

保持肌膚緊緻的方法

年紀越大，肌膚無形中會越來越鬆弛。最新的研究發現，**肌膚鬆弛是「水腫」長期沒有處理所造成的**。所謂的「水腫」是體內囤積多餘水分的狀態。本來該變成汗水和尿液排出的水分沒有排出體外，身體就會水腫。

「水腫」的原因，在於肌肉不足和腎臟機能下降等問題，鹽分攝取過多也有影響。根據調查，大約七成女性攝取的鈉（鹽分）過多，其次有將近五成的人缺乏鉀。鈉有吸收水分的特性，因此鹽分攝取過多容易水腫。

另外，鉀和鈉的性質相反，有促進排尿和代謝多餘鹽分的作用。換言之，減少鹽分攝取，多吸收鉀就行了。

那麼，該如何吸收鉀呢？

蔬菜、薯類、海藻和水果中都含有大量的鉀。鉀經過加熱後容易流失，我建議各位以未經烹調的方式食用，例如：早餐吃奇異果或葡萄柚、中餐吃生菜沙拉、點心時間吃香蕉或乾果等。只要願意在食物上用心，去居酒屋也能點海藻來吃。擔心自己有水腫問題的人，就請點海藻沙拉或水雲吧！

另外，我們也發現缺乏鉀的人，飲食習慣都有一個共通之處。那就是常吃「外食」和「甜點」。

飲食生活以外食為主，很難避免鹽分攝取過量。再者，醣類和鹽分一樣具有吸收水分的特性，這兩項加乘水腫會更加惡化。甜點幾乎是砂糖和油調製的，也缺乏「維生素B_1」將醣類轉換成能量，無法分解體內的醣類，如此一來，水分便更難排出體外。

回家時脫不下靴子，或是按摩後身體明顯變苗條，這些人都是容易水腫的體質。另外，女性在生理期之前會囤積一到三公斤的水分，也容易產生水腫問題。

看懂數字，瞭解自己的健康狀況

一個人是否健康美麗的基準，就在於「數字」。

聽到數字這個字眼，大家可能覺得很困難，其實沒有比數字更好懂的指標了。請用數字確認自己是否健康，以及自己距離美麗的標準還有多遙遠。看懂數字，就能瞭解自己的健康和美麗程度了。

首先要掌握的是「體重」。

有一個事實大家都不太知道，女性的體重每月會隨著月經變動一到三公斤。可能有的人很訝異，怎麼會變動這麼大，對吧？無論是模特兒或女星，只要是人都會有這種程度的變動。換句話說，煩惱自己當月變胖三公斤是毫無意義的。

生理期之前是體重最重的時候，這個時期身體會囤積水分和營養以備生理期來臨，所以身體一定會變重。所以，在這時候若體重增加，也不要難過自己變胖

了，**那純粹是暫時性的現象而已。**

我建議各位以三、四個月為基準，每天在相同時間測量體重，並記錄下來。各位可能覺得三、四個月很漫長，但唯有如此，我們才知道自己每個月的體重變動程度，才不會每次站上體重計就一喜一憂。

當你正確理解自己的體重變動是生理期的關係，心情也會輕鬆不少。「瞭解自己的體重」相當於瞭解自己的變化幅度。透過這種方法，才能發現自己是真的發胖了，或是因為生病等突發事件而瘦下來。

總之，記錄體重時請特別留意一點，那就是「每天在同一個時間測量」。人類早上跟晚上的體重大約相差一公斤，這跟性別無關。早上的體重比晚上輕，因此請統一時間測量體重，至於要選早上或晚上都可以。

BMI二十，最健康

說到「BMI」各位會想到什麼？大家的印象不外乎是，這以前好像在學校有學過，數值似乎越低越好；計算起來很麻煩，肥胖的男性BMI都很高之類的。順帶一提，BMI超過二十五就算「肥胖」了。

BMI常被當成男性罹患代謝症狀群的基準，事實上，這對女性來說也是很重要的數字。BMI一開始推廣的目的，是預防男性罹患代謝症候群，所以女性比較晚瞭解到BMI的重要性，但現在掌握BMI將會成為你判斷健康的利器。

BMI等於體重／（身高X身高），現在有的體重計會直接顯示BMI，上網搜尋「BMI計算」等關鍵字，也有輸入身高體重即可得出BMI的網站。換算起來不並困難，因此請各位好好使用這些工具。

根據統計，最不容易生病的BMI數值是二十二，死亡率最低的數值則是二十一到二十七之間。**實際上，過瘦對健康的不良影響，比肥胖還要嚴重**。十九以下的患病和死亡率比二十五以上還要高。近來長壽基因廣受矚目，擁有這種基因的人也多半是中廣身材。

有一份資料顯示，在美國，男性覺得最有魅力的女性其ＢＭＩ是二十，亞洲則是十九。而較容易懷孕的ＢＭＩ是二十到二十四；ＢＭＩ二十到二十四比女性「理想中」的體重要多了一點。

不過，水卜麻美主播或磯山沙也加的ＢＭＩ也在二十二前後，前AKB48成員大島優子或吉高由里子的ＢＭＩ大約是十九，但也沒有人會嫌她們胖吧！

從這個角度思考，體重輕絕對不等於苗條有魅力。那些世界頂尖的美女，在選美比賽入圍後，就算ＢＭＩ只有十七到十六，也有不少人繼續減肥以求獲勝。很遺憾的是清瘦並不代表有魅力，身材苗條也要有女性該有的美麗曲線，因此體脂肪十分的重要。只要不吃東西誰都有辦法降低體重，但犧牲健康獲得沒有魅力的身體，根本一點意義也沒有。

世界頂尖美女參加選美訓練營，會進行重量訓練增加肌肉，體重自然也會增加。代表日本的女性參賽者幾乎都會增重三到八公斤，這是打造勻稱身材不可或缺的過程。或許捨棄瘦身信仰，才是獲勝的關鍵。

保持ＢＭＩ適中對健康和美容都大有益處。覺得自己太胖的人，可能是缺乏肌肉的關係，此時，請積極增加自己的肌肉。簡單來說，不會影響到健康的美容ＢＭＩ是十九，想變得受歡迎就請保持在二十到二十一。

剛才有說超過二十五以上屬於「肥胖」，從全世界的觀點來看，日本女性太瘦了，ＢＭＩ超過二十五的人並不多。相對的，ＢＭＩ不滿十八・五的輕瘦女性，佔了整體的百分之十二・三，幾乎跟剛果或肯亞差不多。

此外，職業婦女的消瘦比例更高，這純粹是工時過長減少用餐次數，導致卡路里攝取量降低所致。越忙碌的人，越該用「ＢＭＩ」來保護自己，請好好把握自己的數值，關鍵數字正是二十。

米飯有美膚功效

由於工作性質的關係，我認識不少模特兒、女星、藝人，真正讓我覺得肌膚漂亮的反而是搞笑藝人。尤其是近藤春菜和大島美幸，我在得知她們的年齡後，非常訝異她們有如此水嫩的肌膚。

她們的共通點是「體型較為肥胖」。事實上胖一點才有吹彈可破的皮膚，以及不需要化妝的粉紅色健康色澤，儼然是水嫩的「嬰兒肌膚」。

為什麼肥胖的人肌膚很漂亮呢？我跟化妝品公司的基礎研究員聊過，他們說BMI越高的人肌膚越漂亮。仔細想想，這是很自然的道理。

肌膚的水嫩和彈性，來自神經醯胺這層保護膜和膠原蛋白，這些要素以「必需脂肪酸」和「優質蛋白質」為主。所謂的「必需脂肪酸」是指油脂；換言之油脂、肉類、魚類等蛋白質是美化肌膚的元素。

另外，米飯有一種叫「米醯胺」的脂肪，和人體肌膚上的神經醯胺類似，有滋潤肌膚的功效。據說限制碳水化合物的減肥法會使肌膚乾燥，可見米飯當中的脂肪對肌膚也很重要。根據我們調查的結果，肌膚有問題的人通常脂肪攝取不足，也很少食用米飯滋潤肌膚。

由此得證，優質的脂肪和碳水化合物，對肌膚是有必要的。

「膽固醇」常被大家排斥，但這也是「女性荷爾蒙」的材料，女性荷爾蒙對美化肌膚相當重要。膽固醇是血液中的脂肪，所以說美麗的肌膚來自「豐潤的身材」，一點也沒錯。

話雖如此，也不是ＢＭＩ越高就越好，我們要的是漂亮肌膚和苗條身材，所以保持十九到二十四的標準值就好。為了獲得水嫩的美麗肌膚，我們可以向豐潤的人學習其優點。

首先「優質脂肪」和「蛋白質」是必需的；我推薦各位食用鮭魚和酪梨。**當你發現自己肌膚狀況不好時，請積極攝取油脂，或是食用海鮮來增加蛋白質（海鮮當**

中含有肌膚不可或缺的鋅和鐵）。我就是用這些方法，即便我現在三十三歲了，搭飛機也沒有肌膚乾燥的問題，沒擦保養品睡覺也不怕隔天起來肌膚粗糙。粉底也很少使用，因為肌膚不乾燥就不用常補妝，不必時常把化妝品帶在身上。

相對於此，ＢＭＩ太低（也就是太瘦），膽固醇或中性脂肪這一類有益肌膚的物質也會變少。

肌膚會顯示外觀上的年齡，肌膚不好的人就算長得再漂亮，也會給人一種老氣的印象。擦一點化妝水保養肌膚也不錯，但從飲食下手最有效。況且，改變飲食比買化妝水或保養品都便宜。

肌肉，是最佳的天然束腹

要成為頂尖美女的首要條件，就是你走在路上會帶給別人一種驚為天人的感動。換句話說，你要具有壓倒性的存在感，瞬間吸引別人的目光。

那麼，這種「吸引目光的存在感」來自什麼呢？

想當然是富有女性曲線的苗條身材，外加襯托好身材的美姿和美聲了。意思是，擁有支撐全身的充足肌肉，是最重要的。

在我的工作環境有很多美女，有些人的背影一看就散發出美女的氣息。

首先，美女的姿勢都很漂亮。說到姿勢漂亮，最具代表性的莫過於芭蕾舞者和體操選手了。實際上很多選美參賽者，都有類似的運動經驗。

而**姿勢的好壞，取決於體幹的強度和肌肉的多寡**。引人注目的美女，都具備肌肉這種天然的束腹。

再來「聲音」是決定一個人存在感的要素之一。聲音太小會給人沒精神的印象，消瘦的人多半有肌肉不足的傾向，如此，聲帶肌肉也容易退化。

試想，舞台劇的女演員必須站在寬廣的舞台上，在眾目睽睽之下演戲。當然，她們的聲音得傳遍劇場的每一個角落。那些吸引觀眾的存在感和洪亮的聲音，究竟從何而來？答案還是肌肉。支撐腹式呼吸法的腹肌和聲帶的肌肉，都是美聲的源頭。

前面也說過，BMI在十九以上的人，才有辦法擁有一身綻放強烈美感的肌肉。為此，保持適當的BMI值非常重要且關鍵。

想懷孕？BMI不能低於二十

各位想要小孩嗎？不論是現在就想要，或者將來想要的人，都請把BMI維持在二十以上吧！

先前寫到理想的BMI是十九或二十，但BMI超過二十不代表不行。因為將來想懷孕的理想BMI是二十到二十四，而適合懷孕的BMI也是二十到二十四。想要寶寶的人，BMI有二十就不必擔心了。

有報告指出BMI十九或二十的人，懷上第一胎的速度都不一樣。目前尚未有懷孕計畫，但未來有心生產的人，請不要讓BMI降到二十以下，務必要攝取均衡營養和增加肌肉。等到真正開始造人就能降低不孕的風險，尤其三十五歲以上的婦女屬於高齡產婦。**超過三十五歲還想懷孕的人，千萬不要讓BMI下降**。

我個人是在三十三歲生產的，過去我的BMI一直是十九。婚後為了生產我把ＢＭＩ增加到二十，果然順利懷孕生子了。

懷孕前ＢＭＩ不滿十八・五的女性，即便在懷孕過程中增加體重，小寶寶也很難成長。據統計，通常這些女性體重增加，生出來的嬰兒一樣頗為瘦小。我事前知道這一點，所以在想要生小孩的時候就開始增重，結果寶寶成長得很健康。

而產後我也沒打算降到二十以下，因為年紀變大會漸漸失去水分，再瘦下去會變得瘦骨嶙峋。

此外，ＢＭＩ超過二十也不容易生病。有研究顯示，生涯患病機率最低的是ＢＭＩ二十二的人。日本人都認為越瘦越好，但其實這種觀念有害健康，因此請聰明攝取飲食與營養，避免ＢＭＩ過低。

稍微增重，才能打造凹凸有致的好身材

那麼該如何增加BMI呢？

「身高」在長大成人後無法改變，能夠改變的只有「體重」。剛才我也提過「增加體重」等於「增加肌肉」的意思。也就是說，增加肌肉所獲得的體重，並不會讓你的外觀看起來變胖。

簡而言之，體重和「身體的美感」沒有直接關聯。

八十公斤的拳擊手沒有一個是胖子，棒球選手鈴木一朗的身材跟二十幾歲時一樣苗條，體重卻高達七十五公斤。**體重就只是單純的「重量」而已，我們該改變的是體型，亦即身體的體積。**

增加肌肉自然會變重。前面也說過代表日本參加選美的女性，在晉級世界大賽之前都要增重，大多增加三到八公斤。二〇一二年獲得亞軍的宮坂繪美里小

姐，在晉級世界大賽之前也增加了八公斤。

那些登上女性雜誌美體特輯封面的模特兒，有不少人本來身材很瘦，是增重八公斤左右才有性感火辣的身材。很有人氣的健康模特兒中村安，也曾經公開她辛苦的訓練情景，肌肉才是襯托女性美感的要角，只重視體重和減重的方式早就落伍了。增重八公斤是誇張了一點，但營養不足是事實。請各位好好食用三餐，不要忘了增加身上的肌肉，這才是打造美麗胴體的正確過程。

各位高中時期是不是中廣身材呢？中學生和高中生的體脂肪率大約有百分之三十。在那段胖胖的時期培育性感的胸圍和臀圍，等到二十歲左右，腹部一帶的贅肉開始減少，才會長成「苗條的漂亮大姊姊」。

如果各位現在很煩惱自己體重上升，那麼你可以增加肌肉量，得到低體脂的理想身材。何不當成一個打造身材的好機會呢？

第四章

避免營養流失的每日飲食法則

越常去超市，越健康

本章我要告訴各位，該如何攝取「可有效改善身體不適的營養素」。
首先，各位覺得下列哪一種生活的營養狀態最好？

一、獨居
二、情侶同居
三、與父母同居
四、三代同堂

答案是最後一個：三代同堂。
根據調查，跟爺爺奶奶一起住的家庭，營養狀態很均衡，主要是食材種類豐富的關係。尤其三代同堂的家庭，習慣食用凍豆腐、羊栖菜、蘿蔔乾絲、納豆、海苔、小公魚等日本自古以來就有的食材。

爺爺奶奶會購買這些東西放入冰箱，並在吃飯的時候勸家人多吃一些。於是乎，全家人的營養狀態都很良好。

而最糟糕的營養狀態是「獨居」。

獨居女性的飲食生活主要有三大問題。一是便當的內容，二是麵類吃太多，三是不去超級市場。

職業婦女自備便當的比例很高，這本身是一件好事，但菜色單一、缺乏變化，反而有害無益。

午餐的重點在於分量要比晚餐大才行，問題是大多數人自備便當的理由是「節省開銷」，或是帶小便當意圖減肥，分量根本完全不夠。其中，根據我們的調查，肉類、黃綠色蔬菜、根菜類、菇類、海藻、水果、乳製品皆有攝取不足的傾向。

碳水化合物過多也是一大特徵，缺乏蔬菜極有可能導致血糖不穩定。便當的容量等於卡路里，請多準備一點菜色。

第二項的麵類問題也無法等閒視之。

獨居女性的飲食習慣，多半是不吃早餐，午餐只吃義大利麵，晚上就吃烏龍麵或拉麵。畢竟一個人獨居，吃麵比自己用電鍋煮飯方便多了，且一碗拉麵或烏龍麵也比套餐便宜，自己去吃也比較輕鬆，所以女性吃的麵越來越多。

然而，女性常吃的烏龍麵、拉麵、義大利麵等麵類，最大的問題是營養不均衡，蔬菜和蛋白質的分量也不夠多。

麵條都是小麥製成的，三餐都吃麵類，不只營養不均衡，血糖值也會飆升。換言之，身體會加速老化，在無形中引發過敏症狀，破壞身體健康。**常吃麵類的人，有不少是外觀苗條但體脂肪過高的「隱性肥胖者」**。

最後，經常去超級市場也非常重要。

我們調查很多女性的飲食和營養狀態，發現營養狀態良好的人有個共同的習慣，那就是常去超級市場。

常去超級市場的人，懂得攝取當季的食材，因此營養狀態良好。有資料顯示，常去超市跟很少去超市的人比較起來，兩者攝取到的營養素相差三十多種。更可怕的是，不常去超市的人有骨質疏鬆的傾向。

「去超市」的意思，就是要攝取各種食材。獨居女性特別缺乏紅蘿蔔、蓮藕、牛蒡等根菜類或菇類，這些都是要刻意食用才吃得到的蔬菜，因此「常去超市」跟「不去超市」的人就差在這裡，而這種差異也會表現在健康狀態上。

從便當、麵類、超市這三個關鍵字，就能看出獨居女性在飲食上不足的地方。有人可能會問，那我們是不是別自備便當了？或者抱怨自己工作忙碌，根本沒吃時間去超市購物。請別擔心，即使缺乏伙食費或購物時間也沒關係，我會教導各位一兩招添加食材來補充營養的好方法。

三餐都要攝取蛋白質

工作忙碌的時候，請使用已經切好或處理好的食材。現在有些業者會把食材處理到「調味後即可食用」的狀態，並提供宅配到府和贈送食譜的服務。切好的冷凍蔬菜種類也很豐富。有些人大概以為，切好的現成蔬菜沒有營養。不過，太在意這種事情，搞到自己「營養不良」反而本末倒置。

的確，比起有沾泥土的有機蔬菜，即食蔬菜的營養層面多少遜色了一些。但食品分析已證明，**那些切好的現成蔬菜營養並沒有差很多，有吃總比完全沒吃好**。

要是工作太累不想煮飯，只打算去便利商店買些伙食，那請添購一樣含有蔬菜、根菜、海藻、或雞蛋的菜色。只要稍微用點心，就能補充營養不足的飲食了。

以外食為主的人，我建議他們吃套餐。一個禮拜吃幾次烤魚或煮魚套餐，這樣可以補充重要的蛋白質；有羊栖菜、蘿蔔乾絲、燙青菜等小菜就更好了。

吃蘿蔔乾絲可增加鈣質

我建議各位可以活用「乾貨」，補足容易缺失的營養素。

例如：把蘿蔔乾絲、乾燥海帶芽、櫻花蝦等不用在意食用期限的乾貨，加入煎蛋裡面。不僅味道加分，營養也完全不一樣。加入雜炊飯或湯品裡也不錯，比起買生的回來自己煮，調理難度也不高；務必去超市購買一些回家儲放。

「工作太累了，回程懶得去超級市場。」

「一個人獨居食材又吃不完，所以沒辦法買回來放。」

來找我諮詢的人常有以上類似的煩惱。

不過只要有乾貨，在下雨天或疲勞不想出門的時候，也能迅速做出一餐好菜。

其實我最希望忙碌的女性食用乾貨，除了我剛才提到的食材，還有凍豆腐、羊栖菜、乾燥香菇等，乾貨是很棒的優良食材，價格便宜又營養豐富。尤其乾燥狀態的蛋白質，其中對骨骼有益的維生素D含量都比較多。

在保存上也很方便，常溫下的「凍豆腐」可保存半年；「羊栖菜」或「蘿蔔乾絲」可保存一年左右，買回來放在家裡保證吃得完，不會浪費。

蘿蔔乾絲或乾燥海帶芽可直接加入味噌湯裡，料理起來一點也不困難。

本章最後三道是專門設計的乾貨食譜，請各位好好活用，花幾分鐘烹調就行了。稍微動點巧思即可在每天的飲食中，添加大家不常吃的乾貨。

另外，「冷凍食材」和可長期保存的「罐頭」也是值得妥善利用的食品。

食用冷凍食材攝取蛋白質很方便，例如：雞翅根、雞翅、海鮮雜燴、能消除疲勞的蜆或蛤，這些食材常備在冰箱裡非常好用。雞翅根和雞翅能熬湯頭，跟蔬菜一起熬煮成法式火上鍋也不錯。海鮮雜燴拿來跟蔬菜一起熱炒，就是一道簡單美味的佳餚。

最近很流行罐頭食品，以前只有「青花魚」或「鮪魚」的魚類罐頭，現在多了牡蠣、鮭魚、貽貝等種類，有很多令人食指大動的商品販售。事先買一些回家放著，在用餐時還想多吃一道菜時就能拿來食用；鮪魚罐頭搭配沙拉也有提升營養價值的作用。

想抗氧化，多吃色彩鮮艷的食物

吃飯是每天的事情，一直思考哪些食物含有什麼營養也很麻煩。所以，請各位記得每一餐的飯菜要有「五種顏色」。

我想各位應該都聽過這個說法才對。五色是紅、黃、綠、白、紫、黑、茶之中的五種。前面有寫過，吃顏色豐富的食物有「預防氧化」的作用。**攝取的顏色越多，吸收的抗氧化物質也越多；請善用顏色豐富的食物消除身體氧化。**尤其帶皮的有機蔬菜，連著皮一起吃含量更多。只是，這些物質多半要溶於油中才能被身體吸收，所以，使用無油醬料是很可惜的事情。請搭配雞蛋或肉類等含有油脂的食物一起食用，才能有效吸收營養。

善用配料，補足完整營養

或許有人覺得湊齊五色，太麻煩了。其實沒必要每一餐都煮出完美伙食。當你在外面吃飯，或是拿現成的蔬菜和菜色果腹時，只要有「配料食材」就能避免顏色單調的情況發生。難以湊齊五色也沒關係，多加一些配料增加顏色就行了。

建議各位常備海苔粉、乾燥海帶芽、芝麻、櫻花蝦之類的食材。五色之中「黑」的種類最少，這樣就能大量攝取了。茄子一年到頭都有出產，不用擔心缺乏紫色。拿冷凍藍莓或冷凍乾梅加入優格中食用也不錯。

在家吃飯時，海苔粉、柴魚片、小公魚都是很方便的「配料食材」。便利商店或百貨公司地下街販賣的沙拉，可以添加胡桃、杏仁、乾果、穀麥等等食材。豆腐很適合添加柴魚片和芝麻，納豆就加入小公魚，優格不妨添加堅果或穀麥。請像這樣在無形中養成添加配料的習慣吧！

去買東西的時候，記得購買一些配料食材。也不要擔心用不到或浪費，盡量多買幾種，海苔、芝麻、柴魚片的價格都不貴。

這不是買衣服或藥品，而是對自己身體的一點小小投資。稍微做這點投資，不僅可以提升每天的身體狀態，未來也不容易生病，非常划算。

怕冷的人買一個暖暖包就要兩百日元，肩膀痠痛去按摩一次就要五千日元，到頭來缺乏營養反而更破費，因此投資營養才是最便宜的。

蛋白質是必需的營養素

有件事請各位務必牢記，那就是一定要每日積極攝取蛋白質。

例如，有人今天吃了拉麵以後，決定喝果菜汁來補充營養。在這種情況下，真正該補充的不是果菜汁，而是雞蛋。

「雞蛋」也是我們應該選用的「配料食材」。

雞蛋是良性的蛋白質，當中只差沒有維生素C和食物纖維，其他必要的營養素幾乎都有。雞蛋跟乳製品一樣，都是生活中很容易取得的食品。

我想各位也都瞭解了，肌肉是很快就會分解的東西。因此請盡量多吃雞蛋，來補充蛋白質吧！

以前有一個說法是，吃雞蛋膽固醇會升高，一天吃一顆就好。然而，現在有**研究顯示，飲食對膽固醇的影響很小，所以不用刻意限制雞蛋的食用顆數。**

女星森光子在九十二歲去世前，都還在舞台上大肆活躍，據說她每天都吃三顆以上的雞蛋。

我個人推薦溫泉蛋，溫泉蛋很適合加在沙拉、蓋飯、義大利麵上。到便利商店買義大利麵時就加一顆溫泉蛋、買沙拉也加一顆水煮蛋，像這樣一有機會就添加雞蛋，充分攝取蛋白質吧！

優格和海藻，是最好的零嘴

除了三餐以外，「點心」也會影響到人體的狀態。根據我們的調查，常吃點心的人平均大約有五種自覺的不適症狀，不常吃點心的人平均才三種，尤其很多常吃點心的人都知道自己有「肌膚問題、便祕、失眠、容易感冒、頭痛」等症狀。

為什麼吃點心不好呢？是糖分攝取太多嗎？還是卡路里太高了？

誠如各位所知，餅乾、巧克力、甜點這類點心的代表性食品，都是「砂糖」和「油」製成的，這些東西空有卡路里，卻沒有維生素和礦物質等營養，也就是所謂的「空卡路里」。

最糟糕的是，吃下這些沒營養的食物，肚子會很有飽足感。

例如，你在嘴饞時動不動就吃巧克力或餅乾，到了晚上肚子也不太會餓，便很可能減少晚餐的分量，或是乾脆不吃晚餐。有些人吃了洋芋片以後，因為怕胖就不吃晚餐了。像這種因為吃點心的罪惡感而不吃正餐的情形，也時有所聞。

我前面也說過，**點心空有卡路里卻沒有營養，越吃越容易營養失調，進而降低恢復疲勞和免疫力的作用**。點心吃太多導致營養不足，這或許很出人意料，但職業婦女常有這種現象。如此一來，本該透過飲食攝取的營養也吸收不到了，營養失調會越來越嚴重。

那麼，該如何阻止這樣的惡性循環呢？

我不是禁止各位吃點心，而是因為造成身體老化的「糖化作用」是在饑餓時攝取醣分所致，所以早上十點和下午三點吃點心是沒關係的。

可是有一個大前提，那就是不要影響到三餐食欲。此外，點心也不要挑「砂糖」和「油脂」製成的食品。

下午三點過後，想去便利商店買點東西吃的人，請買海藻零嘴、優格、堅果、甘栗之類的食品，不要買巧克力或餅乾。香蕉或橘子之類的水果也不賴。

想再多吃一點的話，最好飲用含有蔬菜或海藻的湯品，這些都是我們平時攝取不足的食材。

海帶芽有預防水腫的鉀，以及消除各種不適的鎂，還有改善便祕的水溶性食物纖維。況且還有溶於湯品中的水溶性維生素，是很適合補充營養的東西。

對症營養補充餐14

用魚罐頭就能快速料理！

焗烤味噌青花魚

材料（兩人份）

青花魚罐頭（味噌口味）——1 罐
板豆腐——1/2 塊
菠菜（冷凍蔬菜亦可）——2 束
雞蛋——1 顆
披薩用起司——3 大匙

作法

1. 將青花魚和罐頭湯汁倒在耐熱器皿中，再用湯匙舀豆腐放在上面。
2. 把菠菜、雞蛋、起司依序放到步驟一的器皿上，再用烤箱烤到起司呈焦黃為止，即可享用。

對症營養補充餐15

有效解決便祕問題的順暢湯品

牛蒡香菇味噌湯

材料（兩人份）

和風蔬菜包（冷凍）※——約 200 克
麻油——1/2 小匙
高湯——400 毫升
味噌——2 大匙
蔥花——適量

※有蓮藕、牛蒡、紅蘿蔔、竹筍、香菇、四季豆等蔬菜。亦可使用新鮮的。

作法

1. 麻油倒入鍋中加熱，放入和風蔬菜包快炒。
2. 待所有蔬菜都過油炒熱後，倒入高湯熬煮五分鐘左右，轉文火溶入味噌，最後灑上蔥花，即可享用。

對症營養補充餐16

蛋白質、鐵質、鎂，一次滿足

蘿蔔乾絲豆腐燉菜

材料（兩人份）

蘿蔔乾絲（乾燥的）——30 克
凍豆腐（乾燥的）——2 塊
紅蘿蔔——1/4 根
四季豆——4 根
高湯——200 毫升
味醂——1 大匙
醬油——1 小匙

作法

1. 搓洗蘿蔔乾絲，泡在水中恢復彈性，待彈性恢復後切成大段。凍豆腐也泡在水中恢復彈性（15 分鐘即可），再切成方便食用的大小；紅蘿蔔切細；四季豆斜切成半。
2. 高湯倒入鍋中煮沸，加入味醂和醬油煮至沸騰，再加入蘿蔔乾絲、凍豆腐、紅蘿蔔熬煮，待湯汁減少後加入四季豆，煮熟後即可享用。

專欄四

善用營養補充劑

從飲食中攝取營養是非常重要的，而且不光是「吸收營養」就好；要促進體溫上升或荷爾蒙分泌，就得確實吃下「真食物」，好好咀嚼才行。只服用營養補充劑的生活，或是過度依賴營養補充劑的飲食，也會導致身體異常。

只是有些營養素礙於胃腸狀態或生活環境，比較不容易吸收，因此，適時服用營養補充劑，也是有其必要的。尤其，胃部狀況不好時，也能透過腸道吸收。所以請善用營養補充劑吧！

在此，我要介紹一些自己常服用的營養補充劑，建議各位女性朋友最好也買來使用。不必每天攝取所有的營養補充劑，配合自身狀況服用即可。

一、蛋白營養素

蛋白質的英文是Protein，為「第一重要」的意思。我都是服用「大豆蛋白營養素」，可以攝取到大豆含有的抗氧化物質。

然而，每天攝取大豆有罹患大豆過敏的可能，要避免這種狀況發生，請交互服用無色無味又易於吸收的胺基酸。

二、綜合維生素和礦物質

在眾多營養補充劑之中，這是經過科學證實最有益女性健康的產品。維生素全部湊齊後，才會發揮最棒的效果，因此要用營養補充劑輔助。研究顯示，綜合維生素和礦物質當中的鐵質和葉酸，可降低不孕症的風險。

三、維生素D

綜合維生素和礦物質中，也含有維生素D。維生素D不足對身體的影響很大，而日照時間和黑色素也會改變血液中的濃度。從懷孕到哺乳過程中的母親與嬰兒，攝取維生素D對健康有益。封面上標示含有維生素D_3，是專門給不想曬黑的人服用。只攝取維生素D，還是得曬太陽轉換成維生素D_3才行。

四、魚油（omega-3脂肪酸）

荏胡麻油和亞麻仁油也有omega-3脂肪酸，但從魚類以外的食材攝取，在人體內的轉換率是因人而異的。不方便每天吃魚的人，請試試魚油。

五、發酵菌精華

年紀漸長，腸道內的壞菌越多，請每天攝取富含乳酸菌的發酵菌精華，避免飲食的營養吸收率下降。

六、鐵質

幾乎所有女性都缺乏鐵質，尤其月經量較多或食量小的人，或是未來有懷孕準備的人，建議都要服用。

七、維生素C

感覺壓力大或感冒的時候，最好服用維生素C，特別是初期感冒的時候，攝取一千到三千毫克就能治癒。

專欄五

選擇營養補充劑的原則

不審慎選擇營養補充劑，可能會大量攝取到殘留農藥、重金屬、添加物。在日本由於關係到藥品法規，就算有研究結果也無法公開，因此光靠企業廣告很難判斷，請參考以下的標準來選擇：

一、**是否有取得ＧＭＰ：**看包裝上是否有取得ＧＭＰ或ｃＧＭＰ，這在美國合法販售的必要條件。另外，有在歐洲或香港等品管嚴格的國家流通，也算得上是一項值得安心的條件。

二、**是否有註明加工技術：**許多營養素會被水或熱度破壞，因此若呈現色素經氧化後變暗的，請不要選擇。原則上，技術越好的廠商標示得越詳細。

三、**選擇添加物少的品項：**包裝上的成分表，會先從含量多的開始標示。換句話說，成分表上前面先標示營養和食材，最後才標示一點添加物的，值得選擇；這一點很重要，最好選擇幾乎沒添加物的補充劑。

參考文獻

1. Will Conscious Marunouchi「丸之內保健室」調查
© 2015 三菱地所有限公司・一般社團法人Luvtelli All Rights Reserved.
© 2014 三菱地所有限公司・一般社團法人Luvtelli All Rights Reserved.
2. Dietary restriction improves repopulation but impairs lymphoid differentiation capacity of hematopoietic stem cells in early aging. Tang D et al. J Exp Med. 2016 Apr 4;213(4):535-53.
3. https://www.ncbi.nlm.nih.gov/pmc/articles/PMC1552937/?page=1
4. 田邊野，久野譜也・肌肉缺乏肥胖與運動・體育的科學・63:359-365,2013
5. Persistent metabolic adaptation 6 years after "The Biggest Loser" competition. Fothergill E et al. Obesity (Silver Spring). 2016 Aug;24(8):1612-9.
6. Energy and protein requirements. Report of a joint FAO/WHO/UNU Expert Consultation. World Health Organ Tech Rep Ser. 1985;724:1-206.

7. Slow release dietary carbohydrate improves second meal tolerance. Jenkins DJ et al. Am J Clin Nutr. 1982 Jun;35(6):1339-46."

8. Sasazuki, Shizuka, et al. "Body mass index and mortality from all causes and major causes in Japanese: results of a pooled analysis of 7 large-scale cohort studies."Journal of Epidemiology 21.6 (2011): 417-430.

9. Korean J Pediatr. 2015 Aug; 58(8): 283–287. Published online 2015 Aug 21. doi: 10.3345/kjp.2015.58.8.283

10. SCIENTIFIC REPORTS | 5 : 8215 | DOI: 10.1038/srep08215

11. Gut. 1969 Jun; 10(6): 488–490.

12. Science 25 Jun 1999: Vol. 284, Issue 5423, pp. 2177-2181 DOI: 10.1126/science.284.5423.2177

13. Takahashi, Y., D. M. Kipnis, and W. H. Daughaday. "Growth hormone secretion during sleep." Journal of Clinical Investigation 47.9 (1968): 2079.

14. Baird DD, Hill MC, Schectman JM, Hollis BW. 2013. Vitamin D and the risk of uterine fibroids. Epidemiology; 24(3):447-453.

15. 高橋康郎 , and Yasuro TAKAHASHI. ""成長荷爾蒙的分泌節奏 ." 臨床檢查 30.8 (1986): 825-830."

16. Shibata H et al : Nutrition and health 8 : 165, 1992

17. Current Issue > vol. 102 no. 34 > Shigeki Shimba, 12071–12076, doi: 10.1073/pnas.0502383102

18. What We Eat in America,NHANES 2011-2012
19. Sasazuki, Shizuka, et al. "Body mass index and mortality from all causes and major causes in Japanese: results of a pooled analysis of 7 large-scale cohort studies."Journal of Epidemiology 21.6 (2011): 417-430.
20. Miyauchi, M., C. Hirai, and H. Nakajima, The solar exposure time required for vitamin D3 synthesis in the human body estimated by numerical simulation and observation in Japan, Journal of Nutritional Science and Vitaminology, 59, 257-263, 2013.
21. 「女性體溫與戀愛相關意識調查」MARSH有限公司調查
22. 「關於入浴劑的問卷調查」網路線圈有限公司調查
23. 《憑『腸內酵素』擊退痴呆和癌症》（講談社＋α新書）高畑宗明
24. 《容易懷孕的飲食生活 基於哈佛大學調查結果的自然受孕術》（日本經濟新聞出版社）喬治・查沃羅、瓦特・威列特、帕特利・史凱列特

HealthTree
健康樹 健康樹系列106

營養素食療法

疲勞、水腫、便祕、掉髮、胃酸過多，吃對營養淨化體循環，消除各種日常小症頭

「食事」を知っているだけで人生を大きく守れる

作　　者　細川 桃
譯　　者　葉廷昭
總 編 輯　何玉美
責任編輯　周書宇
封面設計　萬勝安
版型設計　葉若蒂
內文排版　菩薩蠻數位文化有限公司

出版發行　采實出版集團
行銷企劃　陳佩宜・陳詩婷・陳苑如
業務發行　林詩富・張世明・吳淑華・林踏欣・林坤蓉
會計行政　王雅蕙・李韶婉
法律顧問　第一國際法律事務所　余淑杏律師
電子信箱　acme@acmebook.com.tw
采實官網　www.acmebook.com.tw
采實粉絲團　http://www.facebook.com/acmebook

I S B N　978-957-8950-09-2
定　　價　320 元
初版一刷　2018 年 2 月
劃撥帳號　50148859
劃撥戶名　采實文化事業有限公司
104台北市中山區建國北路二段92號9樓
電話：02-2518-5198
傳真：02-2518-2098

國家圖書館出版品預行編目(CIP)資料

營養素食療法 / 細川桃作；葉廷昭譯. -- 初版. -- 臺北市：采實文化, 民107.02
面；　公分. -- (健康樹系列；106)
譯自：「食事」を知っているだけで人生を大きく守れる

ISBN 978-957-8950-09-2(平裝)

1.營養 2.健康飲食

411.3　　106024322

采實出版集團
ACME PUBLISHING GROUP